安徽省质量工程项目（编号：2022gspjc038）
安徽省优秀青年教师培育项目（编号：yq2023208）
校企合作开发新形态教材



# 针法灸法

ZHENFA JIUFA

主编 / 谭代代

东南大学出版社
SOUTHEAST UNIVERSITY PRESS
·南京·

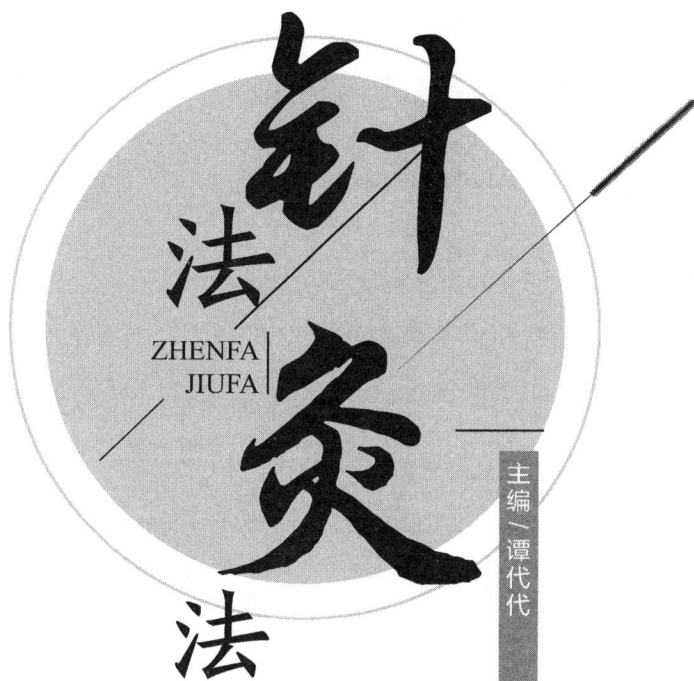

**图书在版编目(CIP)数据**

针法灸法 / 谭代代主编. — 南京：东南大学出版社，2025.5. —ISBN 978-7-5766-2143-3

Ⅰ. R245

中国国家版本馆 CIP 数据核字第 2025NL1314 号

**责任编辑**:胡中正 **责任校对**:子雪莲 **封面设计**:毕 真 **责任印制**:周荣虎

**针法灸法**

ZHENFA JIUFA

| | |
|---|---|
| **主　　编** | 谭代代 |
| **出版发行** | 东南大学出版社 |
| **出 版 人** | 白云飞 |
| **社　　址** | 南京四牌楼 2 号　邮编:210096　电话:025-83793330 |
| **网　　址** | http://www.seupress.com |
| **电子邮件** | press@seupress.com |
| **经　　销** | 全国各地新华书店 |
| **印　　刷** | 丹阳兴华印务有限公司 |
| **开　　本** | 787 mm×1 092 mm　1/16 |
| **印　　张** | 17.25 |
| **字　　数** | 300 千字 |
| **版　　次** | 2025 年 5 月第 1 版 |
| **印　　次** | 2025 年 5 月第 1 次印刷 |
| **书　　号** | ISBN 978-7-5766-2143-3 |
| **定　　价** | 70.00 元 |

* 本社图书若有印装质量问题,请直接与营销部调换。电话(传真):025-83791830。

# 《针法灸法》编委会名单


**主　编**　谭代代

**副主编**　李　涛　王金玲

**编　者**（按姓氏笔画排序）

马　岚（芜湖市中医医院）

王小琴（安徽中医药高等专科学校）

王金玲（安徽中医药高等专科学校）

余光宝（无锡华粹堂健康管理有限公司）

吴贤贵（安徽省养生谷中医药健康保健有限公司）

李　涛（安徽中医药高等专科学校）

张　悦（安徽中医药高等专科学校）

荣　卉（安徽中医药高等专科学校）

施巧云（安徽中医药高等专科学校）

蒋　莉（安徽中医药高等专科学校）

鲁　静（安徽中医药高等专科学校）

谭代代（安徽中医药高等专科学校）

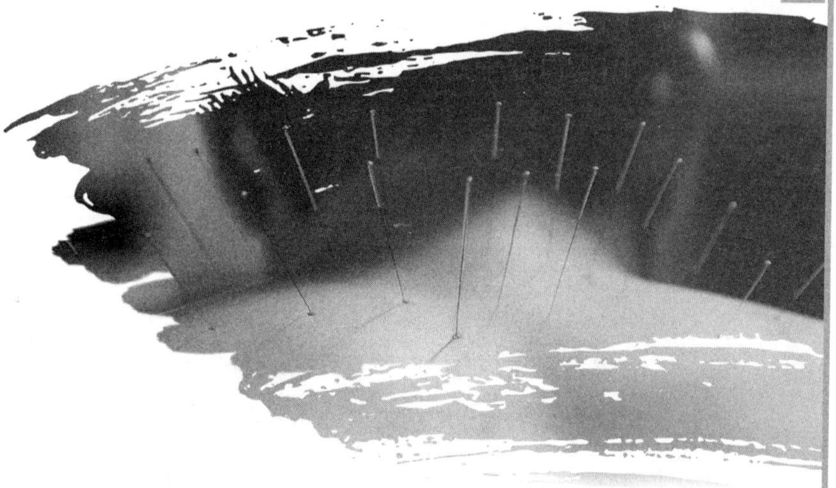

# PREFACE
# 前言…

针法灸法是以各种针灸技术的操作方法、临床应用及作用原理为主要内容的针灸分支学科。结合学科特点和岗位实际，夯实学生的技能操作尤为重要。为响应教育部《“十四五”职业教育规划教材建设实施方案》，进一步实现教材的实操可视化、资源共享化，特编写此书，以便于学生自主学习、学练结合。教材编写主要遵循以下理念：

1. 基于岗位任务教学　根据不同方法的特点，全书分为六个项目，包括：毫针刺法、灸法、拔罐法与刮痧法、特殊针具刺法、特定部位刺法和腧穴特种疗法。每个项目基于典型岗位能力，划分为不同的工作任务。每个任务中，包括明确学习目标、对接岗位的典型任务、实训的重难点、实训内容。此外，每个任务制定相应的评价标准，学生能够自测自评，不断提升实操能力。

2. 三元联动编写主体　为了进一步加强岗课融通，特邀请了临床经验丰富的医生、行业导师、企业人员参与编写，通过校、院、企三方合作，共享资源、取长补短、科学分工，实现教学内容的动态更新。

3. 纸数融合赋能学训　随着信息化技术在教学活动中的广泛应用以及学生学习方式的改变，本书充分利用现有的视频教学资源，以扫码查看的方式融入书中，采取活页式的装订形式，力求将知识点碎片化、移动化，让学生随时随地可学可训。

4. 专业为基思政铸魂　本书有机融入思政元素，如在评价标准中纳入人文关怀、工匠精神、合作精神、职业素养等，推动显性教育和隐性教育协同育人。

本书是安徽省质量工程项目——高水平教材《针法灸法》(编号:2022gspjc038)、安徽省优秀青年教师培育项目(编号:yq2023208)的研究成果之一。在编写过程中，我们坚持理论与实践相结合，力求贴近教学和临床工作的实际需要。但由于编者水平有限，不妥之处敬请各位专家和读者多提宝贵意见，以便在今后的修订中不断完善。

编者

2024 年 12 月

# 目录
Contents


## 项目一 毫针刺法

任务一 毫针操作流程 / 1
任务二 进针法与出针法 / 13
任务三 针刺角度、方向和深度 / 23
任务四 行针手法 / 35
任务五 补泻手法 / 45
任务六 分部位针刺 / 55
任务七 针刺意外情况的处理 / 63

## 项目二 灸　法

任务一 艾炷灸法 / 71
任务二 艾条灸法 / 81
任务三 温针灸法 / 89

## 项目三 拔罐法与刮痧法

任务一 拔罐法 / 97
任务二 刮痧法 / 107

## 项目四 特殊针具刺法

任务一 三棱针法 / 117
任务二 皮肤针法 / 127
任务三 皮内针法 / 135
任务四 火针法 / 143

## 项目五 特定部位刺法

任务一　耳穴定位与探察 / 151
任务二　耳穴的应用 / 161
任务三　头穴线的定位与主治作用 / 169
任务四　头针的操作方法 / 179
任务五　腕踝针的人体体表分区 / 187
任务六　腕踝针的操作方法 / 197

## 项目六 腧穴特种疗法

任务一　电针的操作方法 / 205
任务二　电针的临床应用 / 213
任务三　穴位注射的操作方法 / 223
任务四　穴位注射的临床应用 / 231
任务五　穴位敷贴药物的选择与制作 / 241
任务六　穴位敷贴的应用 / 249
任务七　穴位埋线的操作方法 / 259

**主要参考文献** / 267

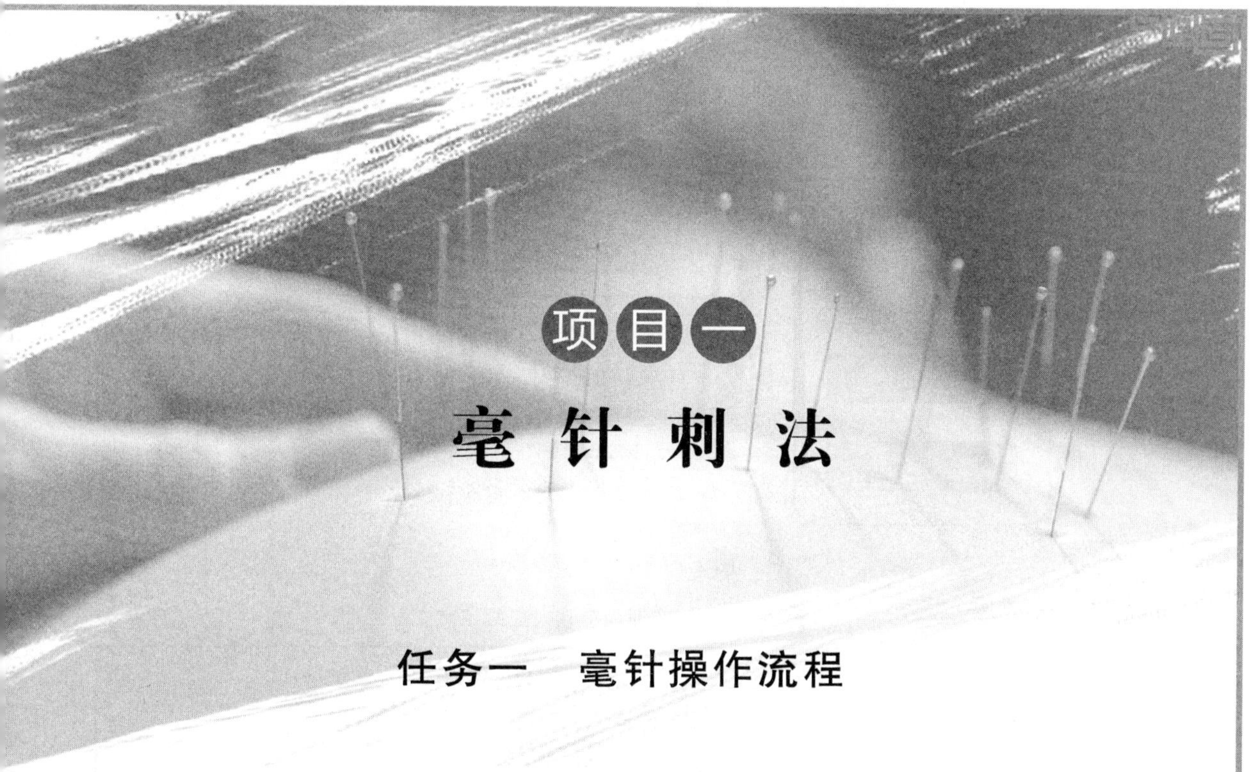

# 项目一

# 毫针刺法

## 任务一　毫针操作流程

**学习目标**

1. 知识目标：能够叙述实训操作流程；完整列举毫针刺法的所需物品；能够根据患者的情况选择合适的针具。

2. 能力目标：能够独立准备毫针刺法的用具；能够熟练准确对针具、医者手部、患者腧穴进行消毒；能够熟练揣穴；能够正确处理针刺产生的废弃物。

3. 素质目标：在准备工作中锻炼细致严谨的职业态度、无菌意识、规范意识。

### 典型任务

对接针灸医师针灸工作的准备与清理工作。

### 实训重难点

1. 实训重点：能够熟练叙述工作流程与详细步骤；实训中严格遵守操作规范。
2. 实训难点：能够熟练操作不同的揣穴方法。

## 实训内容

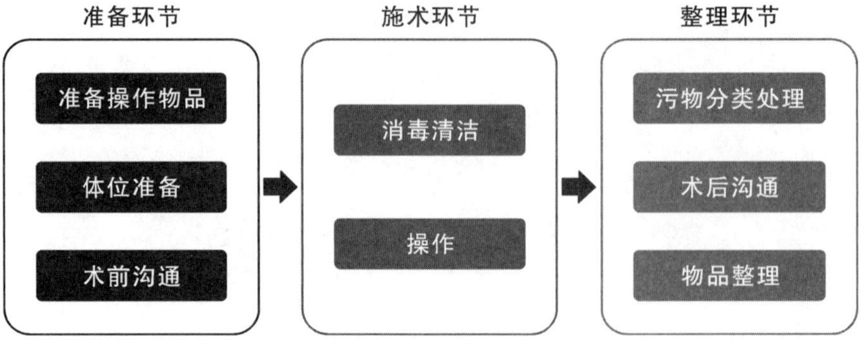


图 1-1-1　工作流程

表 1-1-1　实训内容和对应知识点

| 实训内容 | 对应知识点 |
| --- | --- |
| 工作流程 | 程序性知识:临床工作程序、技能竞赛程序 |
| 体位准备 | 陈述性知识:体位准备的原则 |
| ▲ 清洁消毒、揣穴 | (1) 技能性知识:无菌操作技能、揣穴技能;<br>(2) 职业素养:无菌观念 |
| 术前、术后沟通 | 职业素养:仁心仁术、爱患如亲的职业道德 |

▲ 为本次任务技能实训重点。

## 一、准备环节

### (一) 物品准备

1. 针刺用具:不同规格的毫针、针刺包、针刺盒。见图 1-1-2。

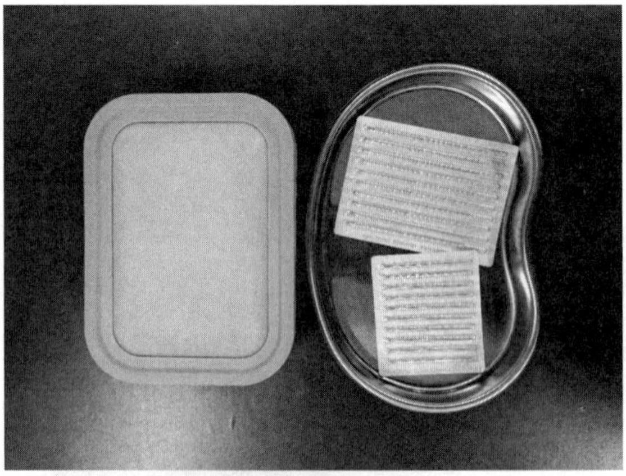

图 1-1-2　针刺用具

2. 消毒用具：75%酒精、碘伏、消毒干棉球；泡镊桶、镊子、弯盘。见图 1-1-3。

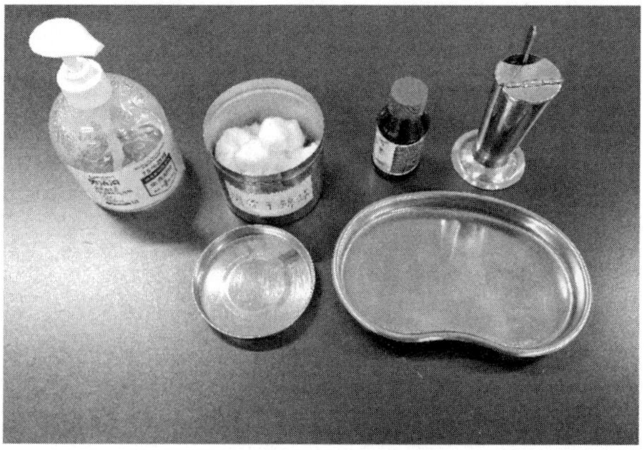

图 1-1-3　消毒用具

3. 清理用具：锐器桶、污物桶。见图 1-1-4。

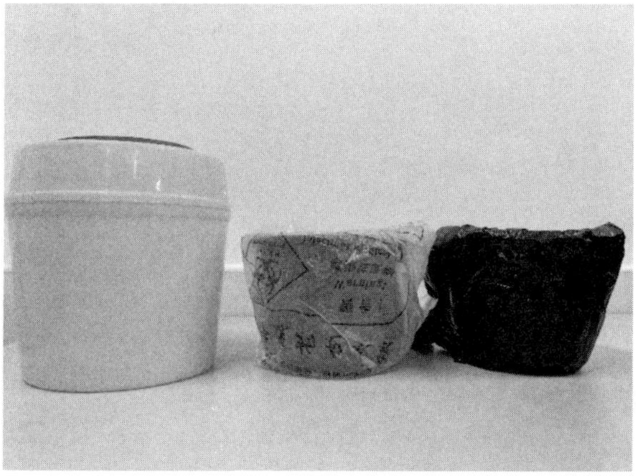

图 1-1-4　清理用具

## （二）体位准备

1. 体位选择的原则：患者舒适自然，能持久留针；医生能正确取穴，操作方便。

2. 临床常用体位。

(1) 卧位

① 仰卧位：适用于取头面、胸腹部及四肢的部分腧穴。仰卧位舒适自然，不易疲劳，易于持久，是临床上最常选的体位。见图 1-1-5。

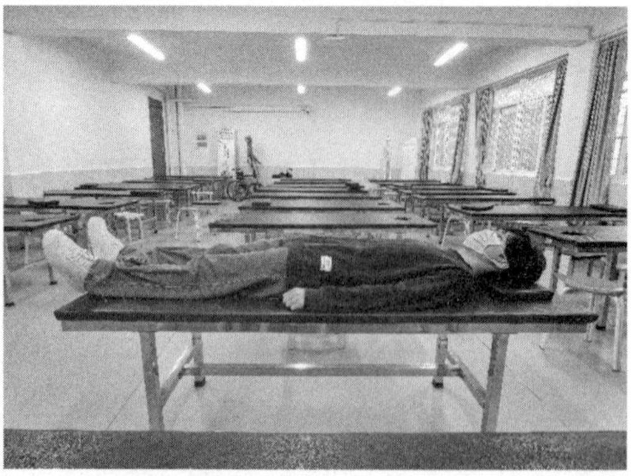

图 1-1-5　仰卧位

② 俯卧位:适用于取头项、后头、腰背、臀部及下肢后面的腧穴。见图 1-1-6。

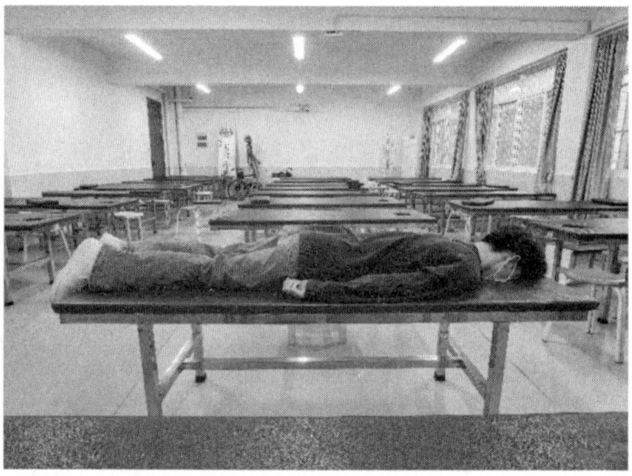

图 1-1-6　俯卧位

③ 侧卧位:适用于取侧头、侧胸、侧腹、臀部及四肢外侧等部位的腧穴。见图 1-1-7。

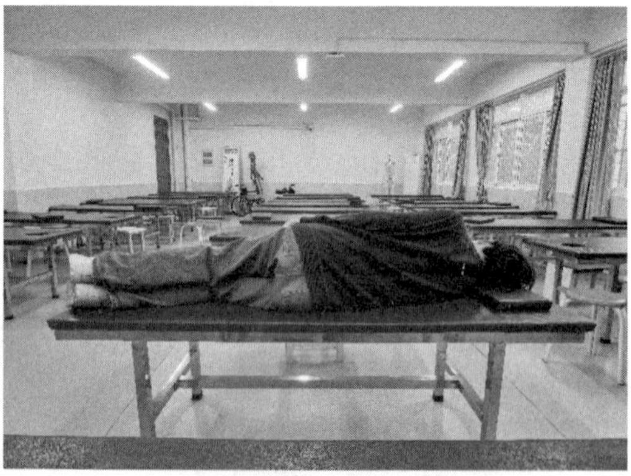

图 1-1-7　侧卧位

(2) 坐位

① **仰靠坐位**:适用于取头面、颈部、胸部及上肢腧穴。见图 1-1-8。

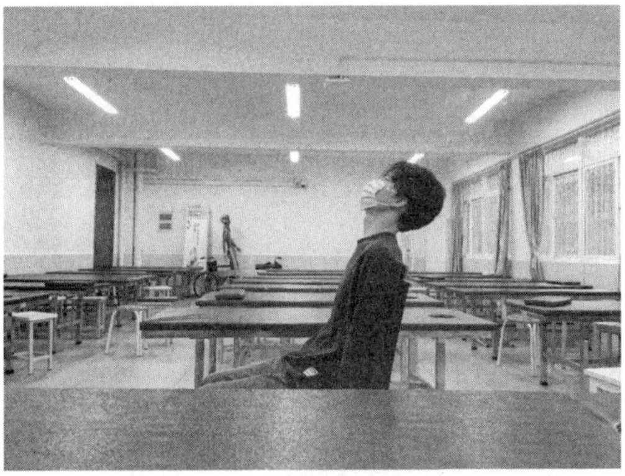

**图 1-1-8 仰靠坐位**

② **俯伏坐位**:适用于取头顶、后头、肩背部的腧穴。见图 1-1-9。

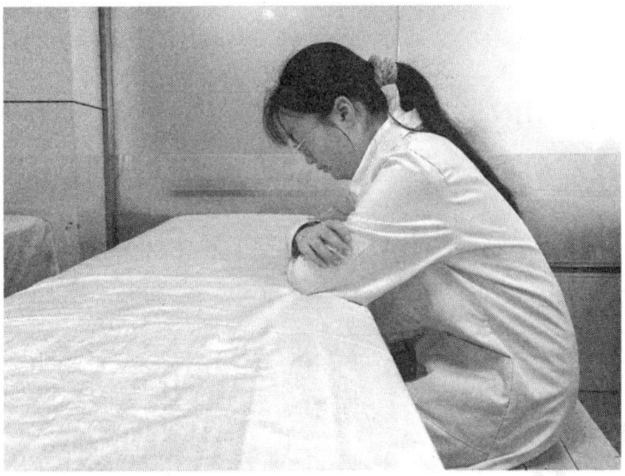

**图 1-1-9 俯伏坐位**

③ **侧伏坐位**:适用于取侧头部、耳部、颈项部的腧穴。见图 1-1-10。

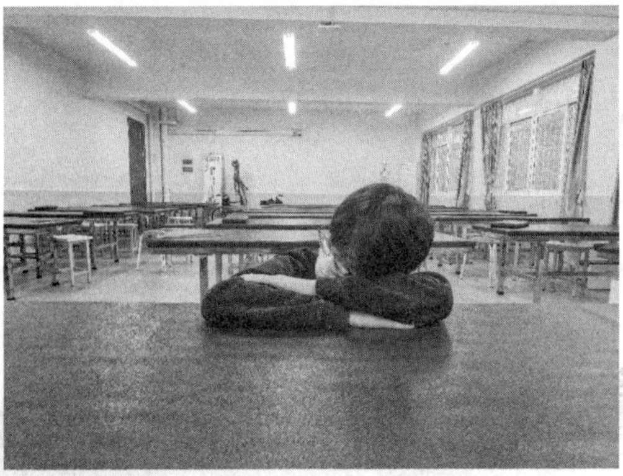

**图 1-1-10 侧伏坐位**

### （三）术前沟通

1. 告知患者（模特）操作内容及可能出现的感受，消除患者（模特）的紧张心理；告知患者（模特）施术过程中要配合的事项。

2. 告知患者（模特）如出现不适，须立即告知医生（施术者）。

## 二、施术环节

### （一）消毒清洁

1. 针具消毒

（1）一次性无菌针具，无需消毒。

（2）重复使用的毫针，常用消毒方法包括：高压蒸汽灭菌法、药物浸泡消毒法、煮沸消毒法。

2. 医者手部消毒

先用清水洗净双手，再用75％的酒精棉球或0.5％的碘伏棉球涂擦消毒。

3. 患者腧穴消毒

在所选定的穴位皮肤上用75％的酒精棉球或0.5％的碘伏棉球擦拭消毒。擦拭时应从穴位中心向外周作环形消毒。穴位皮肤消毒后，必须避免接触污物，防止重新污染。

**表1-1-2　消毒视频**

| 医者手部消毒 | 患者腧穴消毒 |
|---|---|
| | |

### （二）揣穴

1. 指切揣穴法

左手拇指指甲在穴位上用力切掐，以宣散气血、减轻疼痛、固定穴位，又叫爪切法。本法临床最为常用。

2. 按压揣穴法

左手五指张开或并拢用力按压，将肌肉压平以防移位，便于进针。本法用于肌肉松弛处，如腹部中脘穴，可将中指按压该处，其他四指排开将腹部压平。

3. 分拨揣穴法

用拇指前后左右推拨，将肌腱、血管分开，按定穴位。如取内关穴，用左手拇指按定其穴，将肌腱和血管拨开，并找到指感强烈的部位作为进针点。

4. 旋转揣穴法

旋转有关部位，使穴位充分暴露。本法适用于骨骼、肌腱、血管覆盖处。如取养老穴，令患者屈肘，掌心向下，用另一手指按在尺骨小头的最高点，然后嘱患者将掌转向胸部，当手指滑入骨缝中取穴。

5. 滚摇揣穴法

左手拇指掐住穴位，右手牵拉并左右摇滚肢体远端的揣穴方法。本法适用于关节处的穴位。如阳池穴，以左手拇指紧掐其穴，右手握住患者四指，用轻微力量牵拉并左右摇滚，使关节松弛，穴位暴露于指下。

6. 升降揣穴法

左手拇指紧掐穴位，右手握住肢体远端并上下摇动的揣穴法。如解溪穴，用左手固定踝部，拇指紧掐其穴，右手握住足尖，上下摇动使踝关节松动，以暴露穴位。

7. 滚摇升降揣穴法

左右摇滚、上下抬举，以屈伸关节、暴露穴位的揣穴法。如肩髃穴，左手拇指紧掐其穴，右手托握肘关节，上下抬举，左右摇滚，使穴位显露于指下。

**表 1-1-3　揣穴操作视频**

| 指切揣穴法 | 按压揣穴法 | 分拨揣穴法 |
|---|---|---|
| | | |
| **旋转揣穴法** | **滚摇揣穴法** | **升降揣穴法** |
| | | |

## 三、整理环节

### （一）污物处理

1. 使用后的针具按照损伤性废物处理标准投放至利器盒中。
2. 其他使用后的物品统一投放至普通污物桶中。

### （二）健康宣教

1. 嘱患者注意针刺部位的清洁护理。
2. 嘱患者与疾病相关的其他注意事项。

（谭代代　李涛）

## 实训评价

| 小组 | | 姓名 | |
|---|---|---|---|
| 实训项目 | | | |
| **环节** | **记录** | **分值** | **得分** |
| 准备 | 物品齐备、摆放整齐 | 10 | |
| | 根据所选腧穴，准备正确的体位，符合体位选择的原则 | 10 | |
| | 能耐心向患者沟通针刺操作的常见感受，消除患者的紧张心理 | 10 | |
| 施术 | 消毒清洁：选择 75%的酒精棉球对医者手部擦拭消毒，选择 75%的酒精棉球或 0.5%的碘伏棉球对患者腧穴由内向外进行消毒，消毒动作熟练，方向正确 | 20 | |
| | 揣穴：根据腧穴所在部位的解剖特点选择合适的方法进行揣穴，揣穴动作熟练 | 30 | |
| 整理 | 污物分类处理：将针具及其他污物放置在正确的污物桶中 | 10 | |
| | 健康宣教：向患者宣教针刺后的注意事项 | 10 | |
| 总分 | | 100 | |
| 小组评价 | | | |
| 教师评价 | | | |

我的心得

# 任务二　进针法与出针法

**学习目标**

1. 知识目标：能够列举毫针常用进针方法的分类与适用情况，能够叙述针法的动作要领。

2. 能力目标：能够在模型和人体上熟练操作单手进针法、双手进针法、出针法。

3. 素质目标：在操作中培养细致严谨的职业态度、无菌意识、规范意识，体现人文关怀，追求精益求精的精神。

## 典型任务

对接针灸医师进针与出针工作。

## 实训重难点

1. 实训重点：能够熟练按照动作规范进行进针与出针的实操；实训中严格遵守操作规范。

2. 实训难点：克服惧针心理，进针做到无痛或微痛，能够妥善处理出针后可能出现的意外情况。

## 实训内容

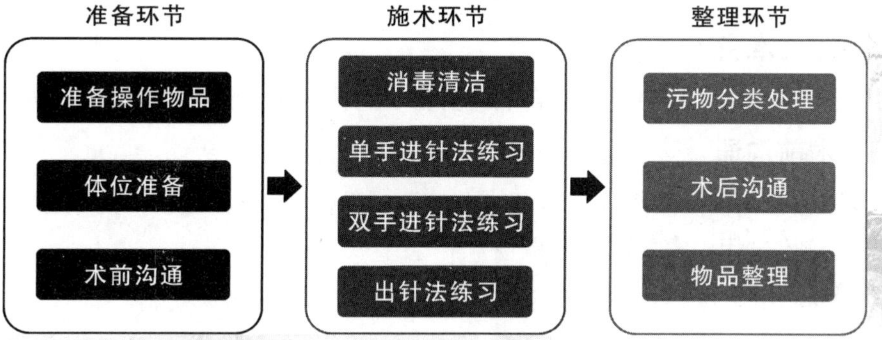


**图 1-2-1　工作流程**

表 1-2-1　实训内容和对应知识点

| 实训内容 | 对应知识点 |
| --- | --- |
| 工作流程 | 程序性知识:临床工作程序、技能竞赛程序 |
| 体位准备 | 陈述性知识:体位准备的原则 |
| ▲ 单手进针法:在模型上完成单手进针法的动作练习,并在人体四肢上进行 2 次单手进针法的实操 | (1)陈述性知识:不同进针法的适应范围;<br>(2)技能性知识:单手进针法、双手进针法、出针法 |
| ▲ 双手进针法:在模型上完成双手进针法的动作练习,并在人体适宜部位上各进行 2 次双手进针法的实操 | |
| ▲ 出针法:在模型和人体上进行出针法练习 | |
| 术前、术后沟通 | 职业素养:仁心仁术、爱患如亲的职业道德 |

▲ 为本次任务技能实训重点。

# 一、准备环节

## (一) 物品准备

表 1-2-2　物品种类

| 针刺用具 | 消毒用具 | 清理工具 |
| --- | --- | --- |
| 1. 不同规格的毫针;<br>2. 针刺包、针刺盒 | 1. 75%酒精、碘伏、消毒干棉球;<br>2. 泡镊桶、镊子、弯盘 | 1. 锐器桶;<br>2. 污物桶 |
| 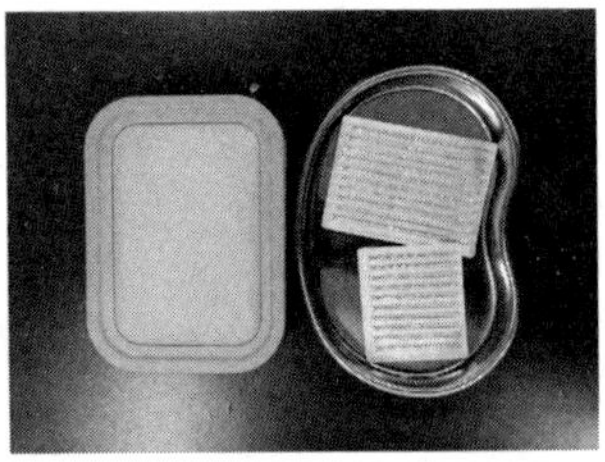 | 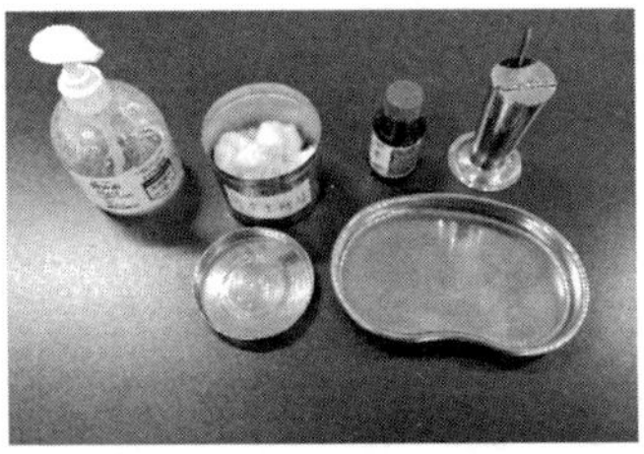 | 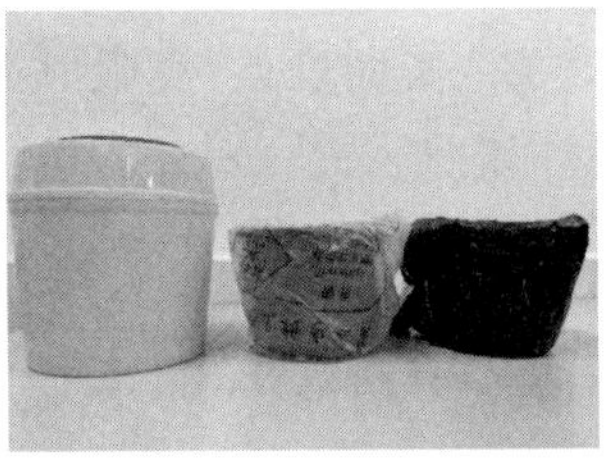 |

## (二) 体位准备

体位选择的原则——患者舒适自然,能持久留针;医生能正确取穴,操作方便。

## (三) 术前沟通

1. 告知患者(模特)操作内容及可能出现的感受,消除患者(模特)的紧张心理;告知患者(模特)施术过程中需要配合的事项。

2. 告知患者(模特)如出现不适,须立即告知医生(施术者)。

## 二、施术环节

### （一）消毒清洁

有序完成医者手部、针具、待刺腧穴的消毒。

### （二）揣穴

根据所选腧穴的解剖特点，选择适当的揣穴方法。

### （三）单手进针法

1. 动作要领：用右手拇、食指持针，中指抵住腧穴，指腹紧靠针身下端，当拇、食指向下用力按压时，中指随之屈曲，将针迅速刺入，直刺至所要求的深度。

2. 适用范围：此法多用于短针的进针。

**表 1-2-3　单手进针法**

| 单手进针法 | 单手进针法操作视频 |
| --- | --- |
| 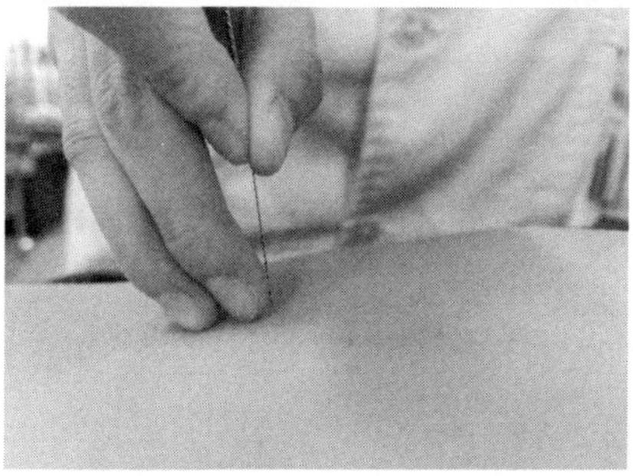 | |

### （四）双手进针法

1. 指切进针法（爪切进针法）

（1）动作要领：用左手拇指或食指指甲切按在腧穴皮肤上，右手持针，将针紧靠左手指甲缘将针刺入皮下。

（2）适用范围：此法多用于短针的进针。

**表 1-2-4　指切进针法**

| 指切进针法 | 指切进针法操作视频 |
| --- | --- |
| 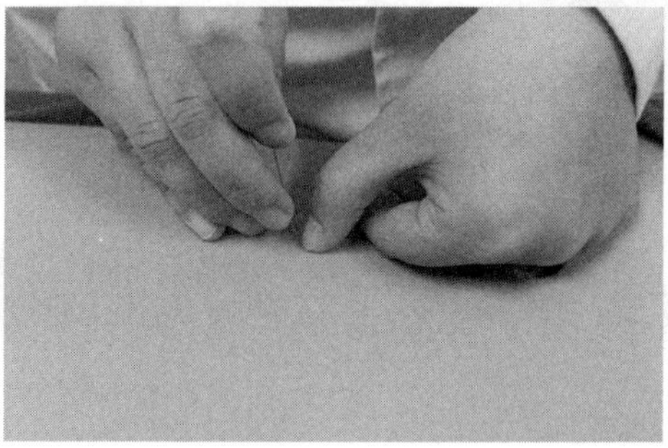 | |

2. 提捏进针法

（1）动作要领：用左手拇、食两指将腧穴局部的皮肤肌肉捏起，右手持针从捏起部的上端刺入。

（2）适用范围：此法适用于皮肉浅薄的穴位，如面部腧穴的进针。

表 1－2－5　提捏进针法

| 提捏进针法 | 提捏进针法操作视频 |
| --- | --- |
| 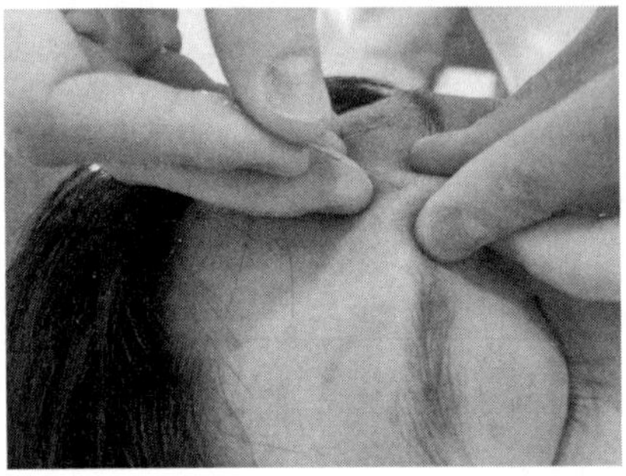 | |

3. 舒张进针法

（1）动作要领：用左手拇、食两指或食、中两指将针刺部位的皮肤向两侧撑开，使之绷紧，右手持针刺入。

（2）适用范围：此法主要适宜皮肤松弛或有皱纹部位的腧穴进针，如腹部腧穴。

表 1－2－6　舒张进针法

| 舒张进针法 | 舒张进针法操作视频 |
| --- | --- |
| 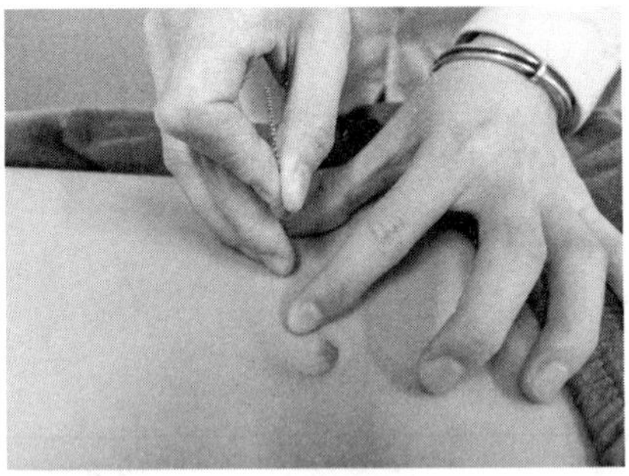 | |

4. 夹持进针法

（1）动作要领：用左手拇、食两指持捏消毒干棉球，夹住针身下端，露出针尖，将针尖固定在腧穴的皮肤表面，右手持针，双手协同用力用插入法或捻入法将针刺入皮下，直至所要求的深度。

（2）适用范围：此法多用于长针的进针。

表 1－2－7　夹持进针法

| 夹持进针法 | 夹持进针法操作视频 |
| --- | --- |
| 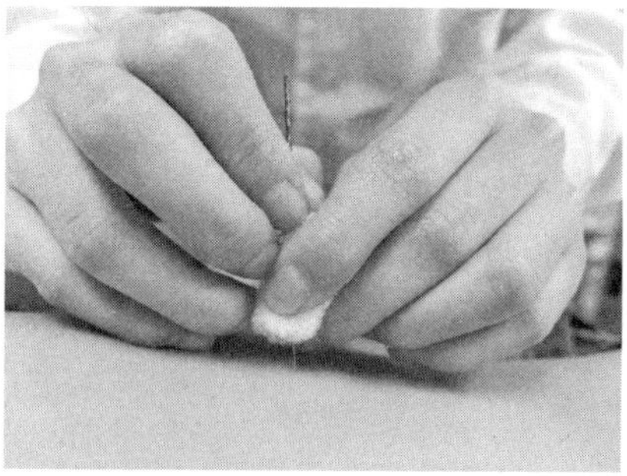 | |

## （五）出针法

1. 动作要领：一般押手持消毒棉球按压在针孔周围皮肤上，刺手将针轻轻捻转，慢慢提至皮下，然后将针快速提出，并用干棉签按压针孔，防止出血。出针动作要求缓慢轻巧。

2. 出针后注意事项：嘱患者休息片刻，不宜剧烈运动，同时必须保持针孔清洁防止感染。医生最后要核对针数，防止漏拔。

表 1－2－8　出针法

| 出针法 | 出针法操作视频 |
| --- | --- |
| 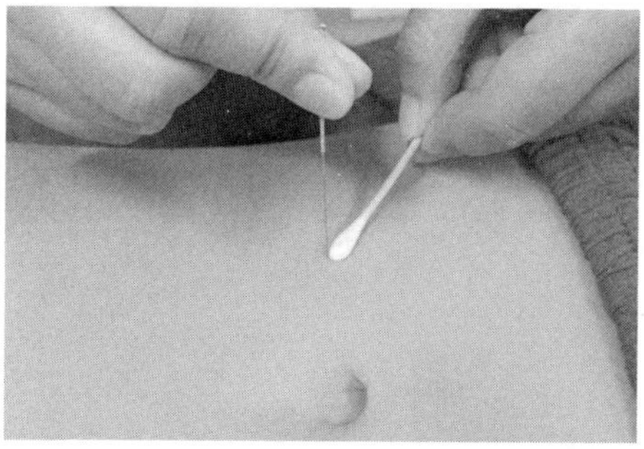 | |

# 三、整理环节

## （一）污物分类处理

1. 使用后的针具按照损伤性废物处理标准投放至利器盒中。

2. 其他使用后的物品统一投放至普通污物桶中。

## （二）健康宣教

嘱患者注意针刺部位的清洁护理。

（谭代代　李涛）

## 实训评价

| 小组 | | 姓名 | |
|---|---|---|---|
| 实训项目 | | | |

| 环节 | 记录 | 分值 | 得分 |
|---|---|---|---|
| 准备 | (1) 各类物品齐备 | 5 | |
| | (2) 根据所选腧穴，准备正确的体位，符合体位选择的原则。能耐心向患者沟通针刺操作的常见感受，消除患者的紧张心理 | 5 | |
| | (3) 选择 75%的酒精棉球对医者手部擦拭消毒，选择 75%的酒精棉球或 0.5%的碘伏棉球对患者腧穴由内向外进行消毒，消毒动作熟练，方向正确 | 10 | |
| | (4) 根据腧穴所在部位的解剖特点选择合适的方法进行揣穴，揣穴动作熟练 | 10 | |
| 施术 | (1) 单手进针法：针具长度合适，刺手手指位置摆放正确，进针时动作正确、敏捷，患者无痛或微痛 | 10 | |
| | (2) 双手进针法：刺手、押手动作规范，进针敏捷，患者无痛或微痛；不同进针方法选择的腧穴符合相应要求 | 40 | |
| | (3) 出针：缓慢将针捻至皮下后出针，出针后适当按压以避免出血，动作轻巧。如有出血，轻轻按压至出血停止 | 10 | |
| 整理 | (1) 将针具及其他污物放置在正确的污物桶中 | 5 | |
| | (2) 向患者宣教针刺后的注意事项，体现人文关怀 | 5 | |
| 总分 | | 100 | |
| 小组评价 | | | |
| 教师评价 | | | |

我的心得

# 任务三　针刺角度、方向和深度

**学习目标**

1. 知识目标：能够叙述针刺角度、方向和深度的分类与适用情况。

2. 能力目标：能够根据不同部位腧穴的解剖特点选择正确的进针角度；能够根据补泻要求、腧穴特点、病情，选择正确的针刺方向；能够根据年龄、体质、部位、病情、时令等情况选择正确的针刺深度。

3. 素质目标：在操作中培养细致严谨的职业态度、无菌意识、规范意识，体现人文关怀，追求精益求精的精神。

## 典型任务

对接针灸医师毫针刺法工作。

## 实训重难点

1. 实训重点：能够根据腧穴特点、患者特点选择正确的进针角度、方向和深度；实训中严格遵守无菌操作规范。

2. 实训难点：斜刺、平刺进针方法的操作。

## 实训内容

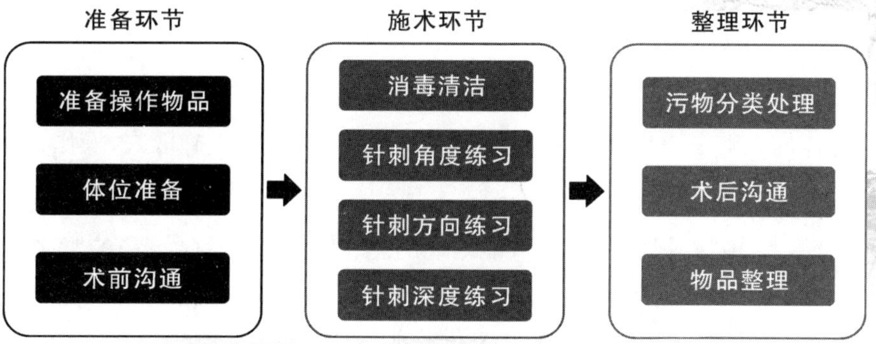


图1-3-1　工作流程

表 1-3-1 实训内容和对应知识点

| 实训内容 | 对应知识点 |
| --- | --- |
| 工作流程 | 程序性知识：临床工作程序、技能竞赛程序 |
| 体位准备 | 陈述性知识：体位准备的原则 |
| 清洁消毒、揣穴 | (1) 技能性知识：无菌操作技能、揣穴技能；<br>(2) 职业素养：无菌观念 |
| ▲ 针刺角度练习：<br>在模型上完成直刺、斜刺、平刺的动作练习，动作规范后，在人体四肢上进行三种针刺角度的实操 | (1) 陈述性知识：针刺角度分类及适用范围、影响针刺方向的因素、影响针刺深度的因素；<br>(2) 技能性知识：在不同腧穴采取正确的角度、方向、深度进针；出针方法；<br>(3) 职业素养：无菌观念 |
| ▲ 针刺方向练习：<br>(1) 依据循行定方向（书面练习）；<br>(2) 依据腧穴定方向（实操）：在教师指导下完成风池穴的针刺实操；<br>(3) 依据病情定方向（书面练习） | |
| ▲ 针刺深度练习：<br>(1) 依据年龄、体质、病情、时令确定针刺深度（书面练习）；<br>(2) 依据部位练习不同进针深度（实操）：在模型上完成浅刺与深刺的练习，动作熟练后在人体四肢上进行浅刺与深刺的实操 | |
| ▲ 出针法 | |
| 术前、术后沟通 | 职业素养：仁心仁术、爱患如亲的职业道德 |

▲ 为本次任务技能实训重点。

# 一、准备环节

## （一）物品准备

1. 针刺用具：不同规格的毫针、针刺包、针刺盒。
2. 消毒用具：75%酒精、碘伏、消毒干棉球；泡镊桶、镊子、弯盘。
3. 清理用具：锐器桶、污物桶。

## （二）体位准备

体位选择的原则——患者舒适自然，能持久留针；医生能正确取穴，操作方便。

## （三）术前沟通

1. 告知患者（模特）操作内容及可能出现的感受，消除患者（模特）的紧张心理；告知患者（模特）施术过程中需要配合的事项。

2. 告知患者（模特）如出现不适，须立即告知医生（施术者）。

## 二、施术环节

### （一）消毒清洁

有序完成医者手部、针具、待刺腧穴的消毒。

### （二）揣穴

根据所选腧穴的解剖特点，选择适当的揣穴方法。

### （三）针刺角度练习

1. 直刺

(1) 动作要领：针身与皮肤表面成 90°垂直刺入。

(2) 适用范围：适用于全身大部分腧穴，尤其是肌肉丰厚处的穴位，如臀部、四肢、腹部等部位的腧穴。

**表 1-3-2　直刺法**

| 直刺 | 直刺操作视频 |
| --- | --- |
| 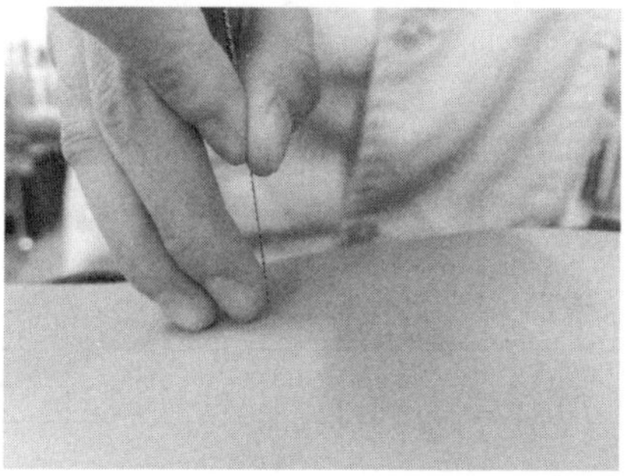 | |

2. 斜刺

(1) 动作要领：针身与皮肤表面成 45°左右倾斜刺入。

(2) 适用范围：适用于肌肉较浅薄处或内有重要脏器，或不宜直刺、深刺的腧穴，如胸背部、关节处等部位的腧穴。在施用某些行气、调气手法时，亦常用斜刺法。

**表 1-3-3　斜刺法**

| 斜刺 | 斜刺操作视频 |
| --- | --- |
| 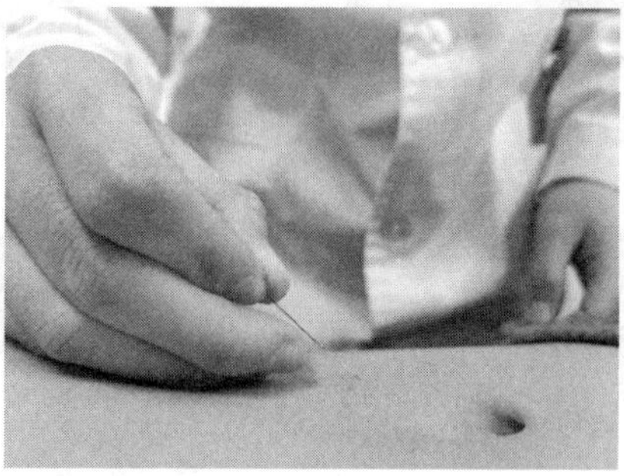 | |

3. 平刺

（1）动作要领：针身与皮肤表面成 15°左右沿皮刺入。

（2）适用范围：适用于肌肉特别浅薄处，如头面部。有时在施行透穴刺法时也用平刺。

表 1－3－4　平刺法

| 平刺 | 平刺操作视频 |
| --- | --- |
| 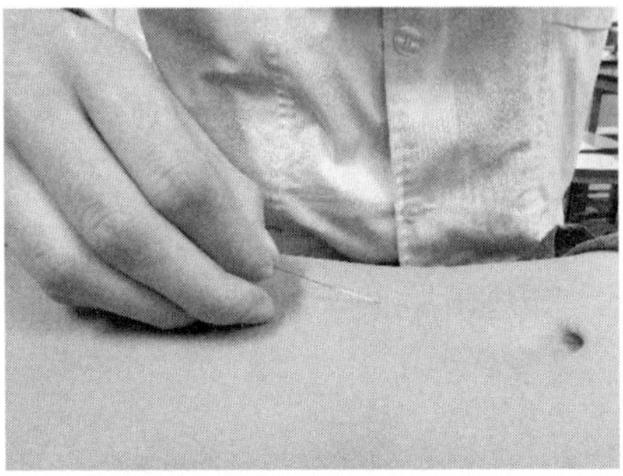 | |

## （四）针刺方向练习

1. 依据循行定方向

（1）动作要领：根据针刺补泻的需要，顺着经脉循行方向或逆向针刺。

（2）适用范围：补法时，顺经而刺；泻法时，逆经而刺。

表 1－3－5　依据循行定方向

| 依据循行定方向 | 操作视频 |
| --- | --- |
| 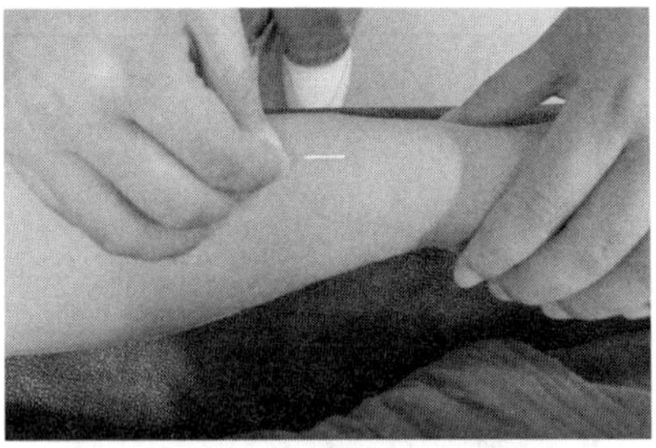<br>补法：针尖与经脉循行方向一致<br>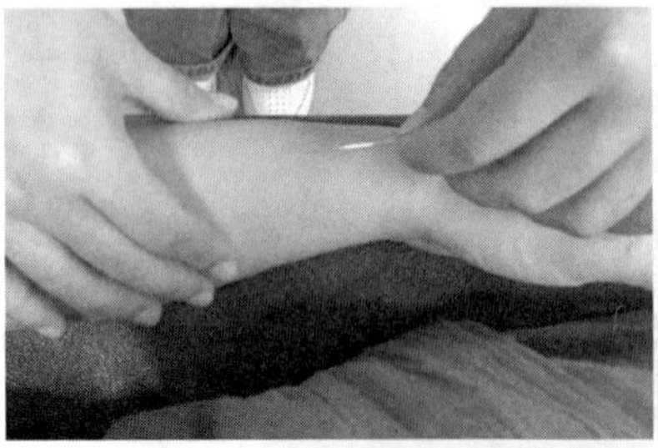<br>泻法：针尖与经脉循行方向相反 | |

2. 依据腧穴定方向

（1）动作要领：根据腧穴所在部位的特点，为了保证针刺的安全，在针刺某些穴位时，针尖必须朝向某一特定的方向或部位。如针刺风府穴时，针尖须向下颌方向缓缓刺入。

（2）适用范围：适用于周围有特定组织、器官等特殊解剖结构的腧穴。

**表 1－3－6　依据腧穴定方向**

| 依据腧穴定方向 | 操作视频 |
| --- | --- |
| 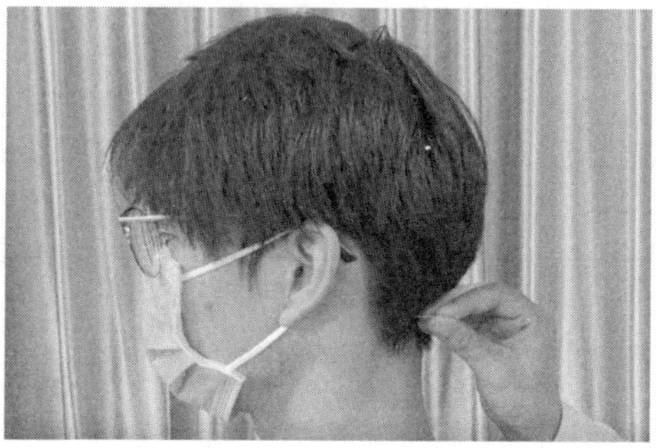 | |

3. 依据病情定方向

（1）动作要领：根据病情的治疗需要所要求达到的组织结构，决定针刺方向。

（2）适用范围：适用于病位明确，使针刺感应达到病变所在部位。

**表 1－3－7　依据病情定方向**

| 依据病情定方向 | | 操作视频 |
| --- | --- | --- |
| 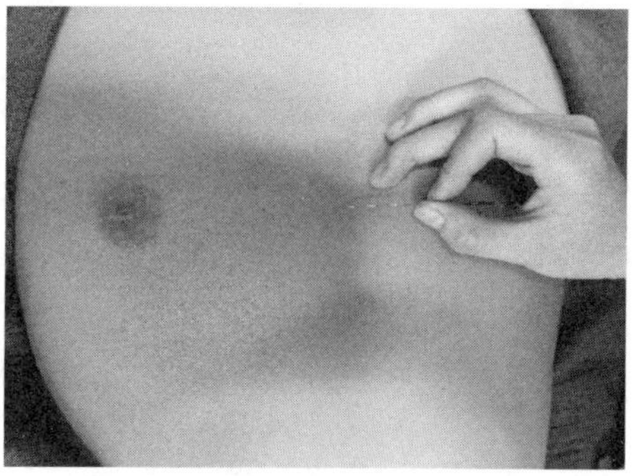<br>向侧方平刺膻中穴治疗乳房疾病 | 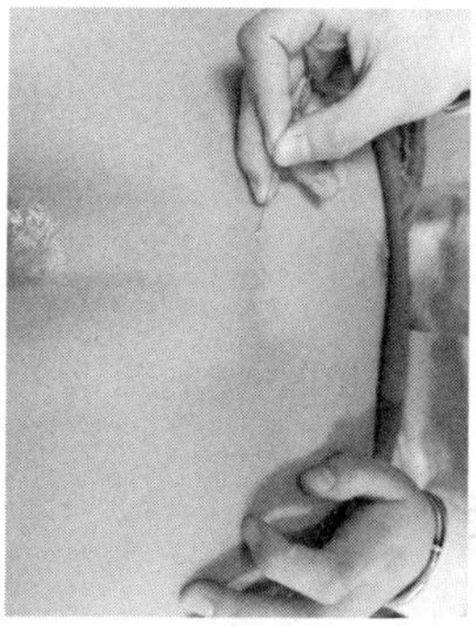<br>向下平刺膻中穴治疗气机不畅 | |

## （五）针刺深度练习

（1）动作要领：针身刺入腧穴，根据不同情况刺入相应的深度。以既有针感而又不伤及组织器官为原则。

（2）适用范围：用于获得或调节针感，受患者年龄、体质、部位、病情、时令等因素影响。

表 1-3-8　针刺深度

| 以足三里为例演示针刺深度，针刺深度依次减小 | | |
|---|---|---|
| 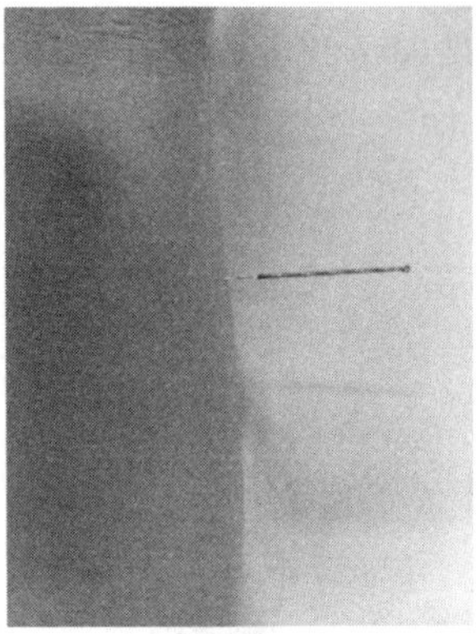 | 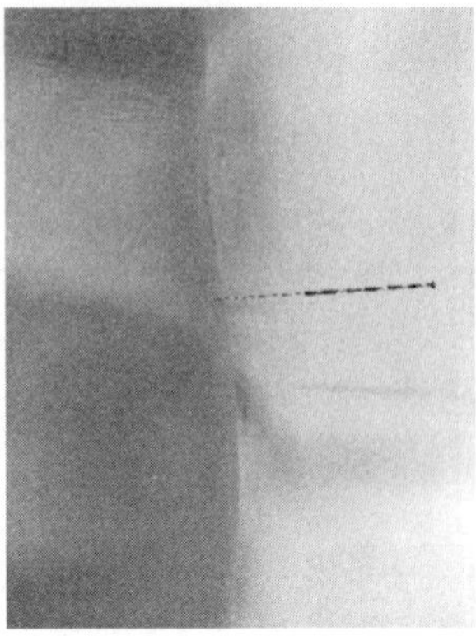 | 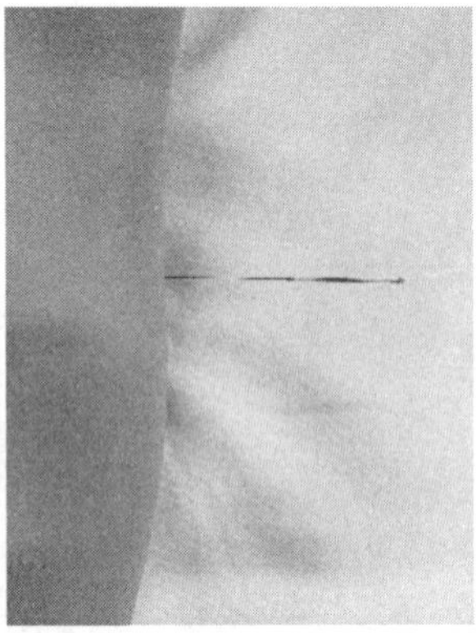 |

## 三、整理环节

### （一）污物分类处理

1. 使用后的针具按照损伤性废物处理标准投放至利器盒中。
2. 其他使用后的物品统一投放至普通污物桶中。

### （二）健康宣教

嘱患者注意针刺部位的清洁护理。

（谭代代　李涛）

## 实训评价

| 小组 | | 姓名 | |
|---|---|---|---|
| 实训项目 | | | |
| **环节** | **记录** | **分值** | **得分** |
| 准备 | (1) 各类物品齐备 | 5 | |
| | (2) 根据所选腧穴,准备正确的体位,符合体位选择的原则。能耐心向患者沟通行针操作的常见感受,消除患者的紧张心理 | 5 | |
| 施术 | (1) 选择 75%的酒精棉球对医者手部擦拭消毒,选择 75%的酒精棉球或碘伏对患者腧穴由内向外进行消毒,消毒动作熟练,方向正确 | 10 | |
| | (2) 根据腧穴所在部位的解剖特点选择合适的方法进行揣穴,揣穴动作熟练 | 10 | |
| | (3) 针刺角度:整体操作连贯流畅,能够根据不同腧穴确定针刺角度,且操作准确 | 15 | |
| | (4) 针刺方向:以风池穴为例,在教师指导下,熟练完成针刺操作 | 15 | |
| | (5) 针刺深度:能够操作深刺与浅刺 | 15 | |
| | (6) 出针:缓慢将针捻至皮下后出针,出针后适当按压以避免出血,动作轻巧。如有出血,轻轻按压至出血停止 | 15 | |
| 整理 | (1) 将针具及其他污物放置在正确的污物桶中 | 5 | |
| | (2) 向患者宣教针刺后的注意事项,体现人文关怀 | 5 | |
| 总分 | | 100 | |
| 小组评价 | | | |
| 教师评价 | | | |

## 强化练习

完成表格中腧穴的针刺角度、方向与深度。

| 腧穴 | 角度 | 方向 | 深度 |
| --- | --- | --- | --- |
| 百会 | | | |
| 风府 | | | |
| 膻中 | | | |
| 大椎 | | | |
| 命门 | | | |
| 肺俞 | | | |
| 中脘 | | | |
| 环跳 | | | |
| 列缺 | | | |
| 印堂 | | | |
| 足三里 | | | |

我的心得

# 任务四　行针手法

学习目标

1. 知识目标：能够列举基本行针手法与辅助行针手法的分类与适用情况，能够叙述不同行针手法的动作要领与技术要求。

2. 能力目标：能够在模型和人体上熟练且准确操作不同行针手法。

3. 素质目标：在操作中培养细致严谨的职业态度、无菌意识、规范意识，体现人文关怀，追求精益求精的精神。



## 典型任务

对接针灸医师行针工作。

## 实训重难点

1. 实训重点：能够熟练按照动作规范进行基本行针实操；实训中严格遵守无菌操作规范。

2. 实训难点：提插法幅度与频率均匀流畅，提插幅度保持在0.3～0.5寸，频率为60～90次/分；捻转法角度为180°～360°且往返角度一致，不改变进针深度，指力均匀。

## 实训内容

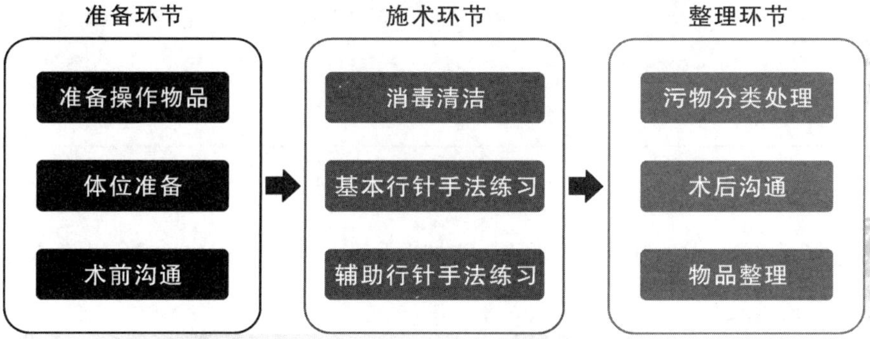


图1-4-1　工作流程

表 1-4-1　实训内容和对应知识点

| 实训内容 | 对应知识点 |
|---|---|
| 工作流程 | 程序性知识：临床工作程序、技能竞赛程序 |
| 体位准备 | 陈述性知识：体位准备的原则 |
| 清洁消毒、揣穴、出针 | (1) 技能性知识：无菌操作技能、揣穴技能、出针技能；<br>(2) 职业素养：无菌观念 |
| ▲ 基本行针手法：提插法、捻转法。<br>在模型上完成基本行针手法的动作练习，动作规范后，在人体四肢上进行基本行针手法的实操<br>辅助行针手法：循法、弹法、刮法、摇法、飞法、震颤法。<br>在模型上完成辅助行针手法的动作练习 | (1) 陈述性知识：提插法、捻转法的操作要领；<br>(2) 技能性知识：熟练操作基本行针手法、辅助行针手法 |
| 术前、术后沟通 | 职业素养：仁心仁术、爱患如亲的职业道德 |

▲ 为本次任务技能实训重点。

# 一、准备环节

## （一）物品准备

表 1-4-2　物品种类

| 针刺用具 | 消毒用具 | 清理工具 |
|---|---|---|
| (1) 1.5 寸的毫针若干；<br>(2) 针刺包、针刺盒 | (1) 75%酒精、碘伏、消毒干棉球；<br>(2) 泡镊桶、镊子、弯盘 | (1) 锐器桶；<br>(2) 污物桶 |
| 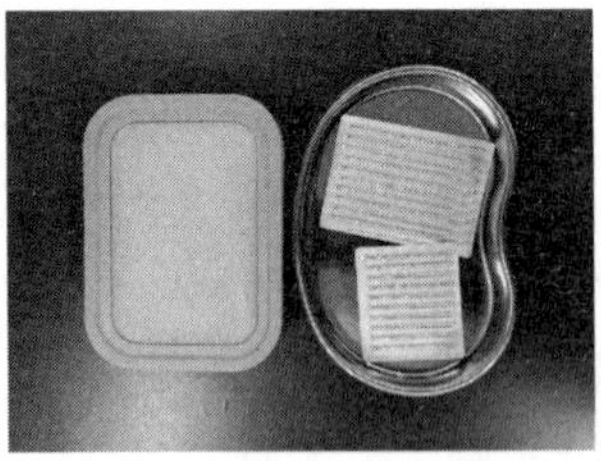 | 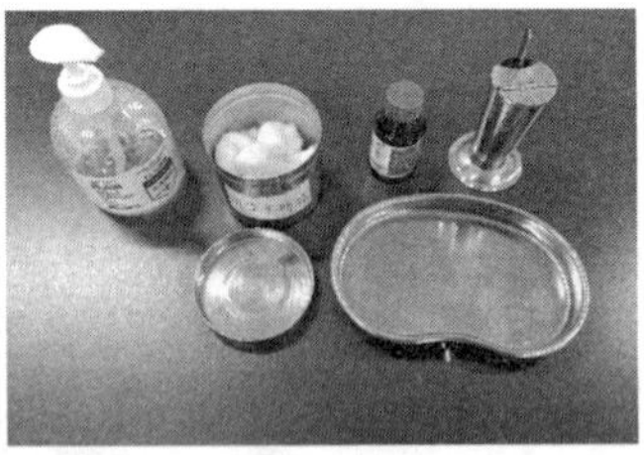 | 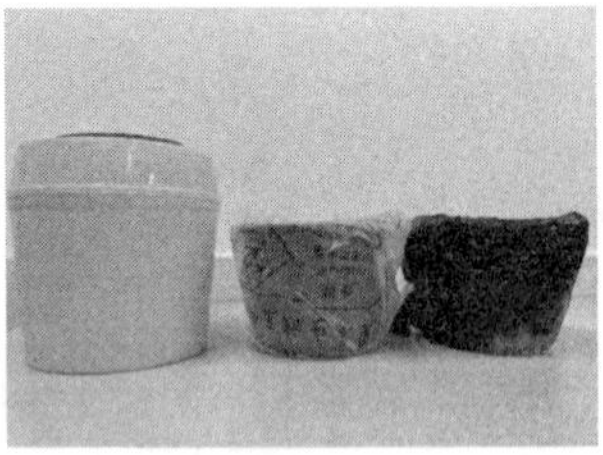 |

## （二）体位准备

体位选择的原则——患者舒适自然，能持久留针；医生能正确取穴，操作方便。

## （三）术前沟通

1. 告知患者（模特）操作内容及可能出现的感受，消除患者（模特）的紧张心理；告知患者（模特）施术过程中需要配合的事项。

2. 告知患者（模特）如出现不适，须立即告知医生（施术者）。

## 二、施术环节

### （一）消毒清洁

有序完成医者手部、针具、待刺腧穴的消毒。

### （二）揣穴

根据所选腧穴的解剖特点，选择适当的揣穴方法。

### （三）基本行针手法练习

1. 提插法

（1）动作要领：针刺达到一定深度后，将针由深层提至浅层，再由浅层插至深层，如此反复地上提下插。

（2）具体要求

① 提插幅度相等，指力均匀，防止针身弯曲。

② 提插的幅度大小、频率快慢、时间长短，需视患者的体质、病情和腧穴部位而异，但不宜过大和过快。

③ 一般提插幅度以 0.3～0.5 寸、频率以每分钟 60～90 次为宜。

④ 手法与刺激量的关系：提插幅度大、频率快，时间长，刺激量就大；提插幅度小、频率慢，时间短，刺激量就小。

（3）适用范围：此法多用于组织丰厚部位，深处有重要组织、脏器等时须严格把握行针幅度。

**表 1-4-3　提插法**

| 提插法操作视频 |
| --- |
| |

2. 捻转法

（1）动作要领：将针刺入腧穴一定深度后，拇指与食指夹持针柄作一前一后、左右交替旋转捻动的动作。

（2）具体要求

① 指力均匀，连续流畅，不能单向捻转，否则针身易被肌纤维等缠绕，引起局部疼痛和导致出针困难。

② 捻转的角度一般掌握在 180°～360°，频率为每分钟 60～90 次。

③ 捻转的角度大小、频率快慢、时间长短，视患者的体质、病情和腧穴部位而异。

④ 手法与刺激量的关系：捻转角度大、频率快，时间长，刺激量就大；捻转角度小、频率慢，时间短，刺激量就小。

(3) 适用范围:此法不改变进针深度,适用于人体大部分腧穴。

表 1-4-4 捻转法

| 捻转法操作视频 |
| --- |
| |

### (四) 辅助行针手法练习

1. 循法

(1) 动作要领:用手指顺着经脉的循行路径,在腧穴的上下部轻柔地循按或叩打。

(2) 适用范围:针刺不得气时,可用此法催气;如已气至,可激发经气循经感传。此法也可以减轻患者紧张情绪,使肌肉松弛,经气通畅,解除滞针。

表 1-4-5 循法

| 循法操作视频 |
| --- |
| |

2. 弹法

(1) 动作要领:在留针过程中,用手指轻弹针尾或针柄,使针体微微震动。注意弹动力度不可过大,频率在每分钟 60~90 次。

(2) 适用范围:此法可用于催气、行气。

表 1-4-6 弹法

| 弹法操作视频 |
| --- |
| |

3. 刮法

(1) 动作要领:用拇指抵住针尾,以食指或中指的指甲由下而上频频刮动针柄;或用食、中指抵住针尾,以拇指指甲刮动针柄。

(2) 适用范围:此法可用于催气、行气。

表 1-4-7　刮法

| 刮法操作视频 |
| --- |
| |

4. 摇法

（1）动作要领：针刺入一定深度后，手持针柄，将针轻轻摇动。摇法有二，一是直立针身而摇，以加强针感；一是卧倒针身而摇，使针感向一定的方向传导。

（2）适用范围：此法可用于行气、增强针感。

表 1-4-8　摇法

| 摇法操作视频 |
| --- |
| |

5. 飞法

（1）动作要领：针刺入一定深度后，用拇、食两指捻搓针柄，然后张开两指，一捻一放或三捻一放，反复数次，状如飞鸟展翅。

（2）适用范围：此法可用于催气、行气、增强针感。

表 1-4-9　飞法

| 飞法操作视频 |
| --- |
| |

6. 震颤法

（1）动作要领：以拇、食、中三指夹持针柄，用小幅度、快频率的提插捻转动作，使针身发生轻轻震颤。

（2）适用范围：此法可用于催气、增强针感。

表 1-4-10　震颤法

| 震颤法操作视频 |
| --- |
| |

## 三、整理环节

### （一）污物分类处理

1. 使用后的针具按照损伤性废物处理标准投放至利器盒中。
2. 其他使用后的物品统一投放至普通污物桶中。

### （二）健康宣教

嘱患者注意针刺部位的清洁护理。

（谭代代　李涛）

## 实训评价

| 小组 | | 姓名 | |
|---|---|---|---|
| 实训项目 | | | |

| 环节 | 记录 | 分值 | 得分 |
|---|---|---|---|
| 准备 | (1) 各类物品齐备 | 5 | |
| | (2) 根据所选腧穴，准备正确的体位，符合体位选择的原则。能耐心向患者沟通行针操作的常见感受，消除患者的紧张心理 | 5 | |
| | (3) 选择75%的酒精棉球对医者手部擦拭消毒，选择75%的酒精棉球或碘伏对患者腧穴由内向外进行消毒，消毒动作熟练，方向正确 | 10 | |
| | (4) 根据腧穴所在部位的解剖特点选择合适的方法进行揣穴，揣穴动作熟练 | 10 | |
| 施术 | (1) 提插法：整体操作连贯流畅，针身挺直，提插幅度均一且在0.3～0.5寸，频率在每分钟60～90次 | 20 | |
| | (2) 捻转法：整体操作连贯流畅，不改变进针深度，往返捻转角度一致且角度在180°～360°之间，频率在每分钟60～90次 | 20 | |
| | (3) 辅助行针手法：动作准确，整体操作流畅连贯 | 10 | |
| | (4) 出针：缓慢将针捻至皮下后出针，出针后适当按压以避免出血，动作轻巧。如有出血，轻轻按压至出血停止 | 10 | |
| 整理 | (1) 将针具及其他污物放置在正确的污物桶中 | 5 | |
| | (2) 向患者宣教针刺后的注意事项，体现人文关怀 | 5 | |
| 总分 | | 100 | |
| 小组评价 | | | |
| 教师评价 | | | |

我的心得

# 任务五　补泻手法

**学习目标**

1. 知识目标：能够阐述针刺补泻的原则，列举常用的补泻手法。

2. 能力目标：能够在模型和人体上熟练且准确操作常用单式补泻手法与复式补泻手法。

3. 素质目标：在操作中培养细致严谨的职业态度、无菌意识、规范意识，体现人文关怀，追求精益求精的精神。

## 典型任务

对接针灸医师毫针刺法工作。

## 实训重难点

1. 实训重点：徐疾补泻法、提插补泻法、捻转补泻法、开阖补泻法。
2. 实训难点：烧山火与透天凉补泻手法。

## 实训内容

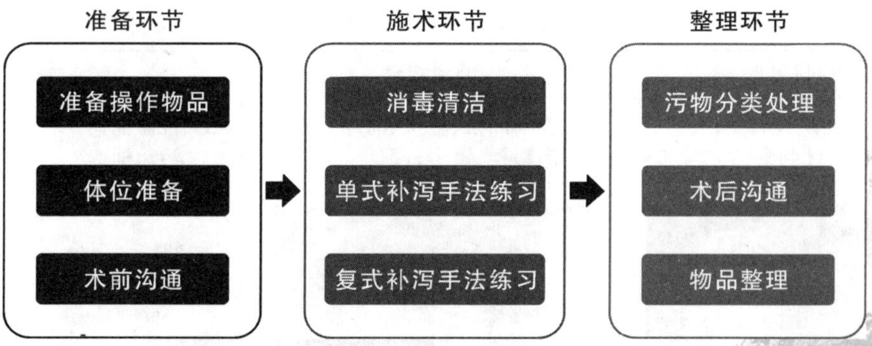


图 1-5-1　工作流程

**表 1-5-1　实训内容和对应知识点**

| 实训内容 | 对应知识点 |
| --- | --- |
| 工作流程 | 程序性知识：临床工作程序、技能竞赛程序 |
| 体位准备 | 陈述性知识：体位准备的原则 |
| 清洁消毒、揣穴 | (1) 技能性知识：无菌操作技能、揣穴技能；<br>(2) 职业素养：无菌观念 |
| ▲ 单式补泻法，包括：<br>徐疾补泻、提插补泻、捻转补泻、迎随补泻、呼吸补泻、开阖补泻、平补平泻。<br>练习要求：在模型上完成每种单式补泻手法的动作练习，动作规范后，重点在人体四肢上进行徐疾补泻、提插补泻、捻转补泻手法的实操 | (1) 陈述性知识：补泻手法的操作要领；<br>(2) 技能型知识：熟练进行不同补泻手法的操作 |
| 复式补泻法，包括：<br>烧山火、透天凉。<br>练习要求：在模型上完成复式补泻手法的动作练习，动作规范后，在人体四肢上完成一次烧山火与透天凉补泻手法的实操 | |
| 术前、术后沟通 | 职业素养：仁心仁术、爱患如亲的职业道德 |

▲ 为本次任务技能实训重点。

# 一、准备环节

## （一）物品准备（见表 1-5-2）

**表 1-5-2　物品种类**

| 针刺用具 | 消毒用具 | 清理工具 |
| --- | --- | --- |
| (1) 1.5 寸的毫针若干；<br>(2) 针刺包、针刺盒 | (1) 75%酒精、碘伏、消毒干棉球；<br>(2) 泡镊桶、镊子、弯盘 | (1) 锐器桶；<br>(2) 污物桶 |
| 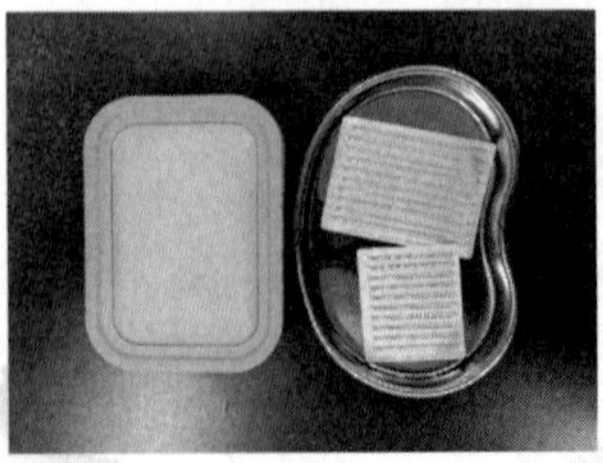 | 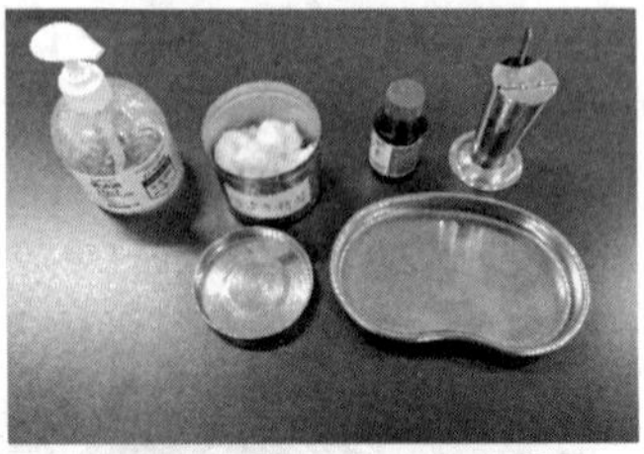 | 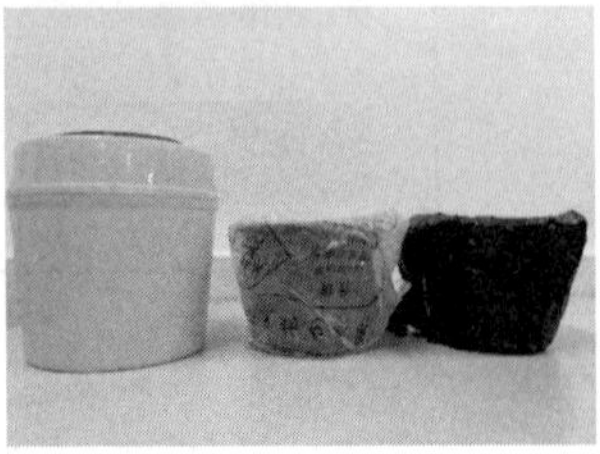 |

### （二）体位准备

体位选择的原则——患者舒适自然，能持久留针；医生能正确取穴，操作方便。

### （三）术前沟通

1. 告知患者（模特）操作内容及可能出现的感受，消除患者（模特）的紧张心理；告知患者（模特）施术过程中需要配合的事项。

2. 告知患者（模特）如出现不适，须立即告知医生（施术者）。

## 二、施术环节

### （一）消毒清洁

有序完成医者手部、针具、待刺腧穴的消毒。

### （二）揣穴

根据所选腧穴的解剖特点，选择适当的揣穴方法。

### （三）单式补泻手法练习

1. 徐疾补泻

（1）动作要领：以进针、出针过程两者相对快慢来区分补泻。

（2）具体要求

① 补法：先在浅部候气，得气后，将针分部缓慢向内推入到一定深度，退针时可快速一次提至皮下。

② 泻法：进针快，一次就进到应刺的深度候气，气至后，引气向外，将针缓慢退至皮下。

**表 1-5-3　徐疾补泻手法**

| 徐疾补法视频 | 徐疾泻法视频 |
| --- | --- |
| | |

2. 提插补泻

（1）动作要领：针刺得气后，在提插时，以针的上下用力轻重不同来进行补泻。

（2）具体要求

① 补法：针刺得气后，先浅后深，重插轻提，反复多次。

② 泻法：针刺得气后，先深后浅，轻插重提，反复多次。

表 1－5－4　提插补泻手法

| 提插补法视频 | 提插泻法视频 |
| --- | --- |
| | |

3. 捻转补泻

(1) 动作要领：针刺得气后，以针身左右旋转方向和用力强度不同来进行补泻。

(2) 具体要求

① 补法：针刺得气后，左转为主（拇指向前用力重，向后用力轻），指力下沉，反复多次。

② 泻法：针刺得气后，右转为主（拇指向后用力重，向前用力轻），指力上浮，反复多次。

表 1－5－5　捻转补泻手法

| 捻转补法视频 | 捻转泻法视频 |
| --- | --- |
| | |

4. 迎随补泻

(1) 动作要领：以针刺方向与经脉循行顺逆来区分补泻。

(2) 具体要求

① 补法：进针时针尖随着经脉循行去的方向刺入。

② 泻法：进针时针尖迎着经脉循行来的方向刺入。

表 1－5－6　迎随补泻手法

| 迎随补法视频 | 迎随泻法视频 |
| --- | --- |
| | |

5. 呼吸补泻

(1) 动作要领：以进针、出针时，结合患者的呼吸来区分补泻。

(2) 具体要求

① 补法：当患者呼气时进针，吸气时出针。

② 泻法：当患者吸气时进针，呼气时出针。

表 1－5－7　呼吸补泻手法

| 呼吸补法视频 | 呼吸泻法视频 |
| --- | --- |
| | |

6. 开阖补泻

(1) 动作要领：根据出针后，是否按压针孔来区分补泻。

(2) 具体要求

① 补法：出针后，迅速按压针孔。

② 泻法：出针时，不按压针孔或摇大针孔。

表 1－5－8　开阖补泻手法

| 开阖补法视频 | 开阖泻法视频 |
| --- | --- |
| | |

7. 平补平泻

(1) 动作要领：进针得气后，均匀地提插、捻转即可出针。

(2) 具体要求：不分补泻而仅以达到得气为目的。

## (四) 复式补泻手法练习

1. 烧山火

(1) 动作要领：将穴位的深度分成浅、中、深三层(部)或者浅、深两层，行针先浅后深，每部行紧按慢提(或用捻转)九阳数，然后退至浅层，称为一度，如此反复施术数度。

(2) 适用范围：适用于顽麻冷痹等虚寒之证。

表 1－5－9　烧山火

| 烧山火操作视频 |
| --- |
| |

2. 透天凉

(1) 动作要领：将穴位深度分作浅、中、深三层(部)或浅、深两层，行针先深后浅，每部行紧提慢按六阴数，称为一度，如此反复施术数度。

（2）适用范围：此法可用于肌热骨蒸等热证。

**表 1－5－10　透天凉**

| 透天凉操作视频 |
| --- |
| |

## 三、整理环节

### （一）污物分类处理

1. 使用后的针具按照损伤性废物处理标准投放至利器盒中。
2. 其他使用后的物品统一投放至普通污物桶中。

### （二）健康宣教

嘱患者注意针刺部位的清洁护理。

（谭代代　李涛）

## 实训评价

| 小组 | | 姓名 | |
|---|---|---|---|
| 实训项目 | | | |

| 环节 | 记录 | 分值 | 得分 |
|---|---|---|---|
| 准备 | (1) 各类物品齐备 | 5 | |
| | (2) 根据所选腧穴，准备正确的体位，符合体位选择的原则。能耐心向患者沟通行针操作的常见感受，消除患者的紧张心理 | 5 | |
| | (3) 选择75%的酒精棉球对医者手部擦拭消毒，选择75%的酒精棉球或碘伏对患者腧穴由内向外进行消毒，消毒动作熟练，方向正确 | 5 | |
| | (4) 根据腧穴所在部位的解剖特点选择合适的方法进行揣穴，揣穴动作熟练 | 5 | |
| 施术 | (1) 基本补泻手法：操作流畅准确。<br>提插补法：针刺得气后，先浅后深，重插轻提，反复多次。<br>提插泻法：针刺得气后，先深后浅，轻插重提，反复多次。<br>捻转补法：针刺得气后，左转为主(拇指向前用力重，向后用力轻)，指力下沉，反复多次。<br>捻转泻法：针刺得气后，右转为主(拇指向后用力重，向前用力轻)，指力上浮，反复多次 | 40 | |
| | (2) 其他补泻手法：整体操作流畅连贯，不同手法能准确操作补法和泻法，或叙述补法与泻法的操作不同点 | 20 | |
| | (3) 出针：缓慢将针捻至皮下后出针，出针后适当按压以避免出血，动作轻巧。如有出血，轻轻按压至出血停止 | 10 | |
| 整理 | (1) 将针具及其他污物放置在正确的污物桶中 | 5 | |
| | (2) 向患者宣教针刺后的注意事项，体现人文关怀 | 5 | |
| 总分 | | 100 | |
| 小组评价 | | | |
| 教师评价 | | | |

我的心得

# 任务六　分部位针刺

**学习目标**

1. 知识目标：能够叙述在人体不同部位针刺的进针手法，列举常用腧穴的进针角度、方向与深度，叙述行针手法。

2. 能力目标：能够在人体不同部位代表腧穴上熟练且准确进行进针与行针。

3. 素质目标：在操作中培养细致严谨的职业态度、无菌意识、规范意识，体现人文关怀，追求精益求精的精神。



## 典型任务

对接针灸医师毫针刺法工作。

## 实训重难点

1. 实训重点：人体各部位代表腧穴的进针与行针练习。
2. 实训难点：头面部、胸腹部、背腰部代表腧穴的进针与行针练习。

## 实训内容

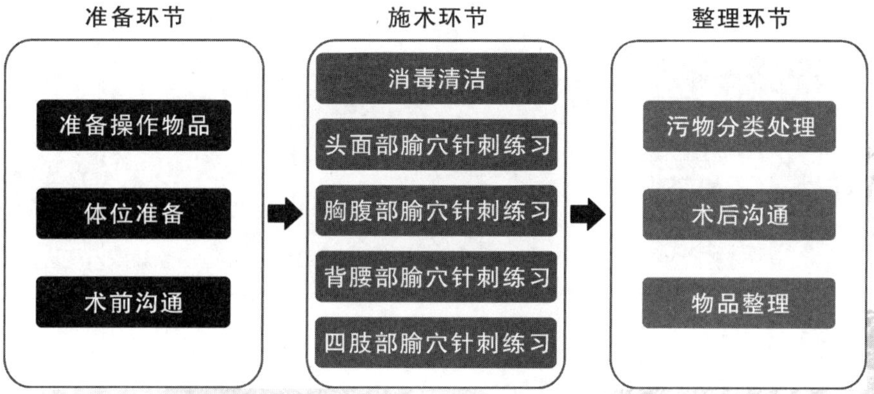


图 1-6-1　工作流程

**表 1-6-1　实训内容和对应知识点**

| 实训内容 | 对应知识点 |
|---|---|
| 工作流程 | 程序性知识：临床工作程序、技能竞赛程序 |
| 体位准备 | 陈述性知识：体位准备的原则 |
| 清洁消毒、揣穴 | (1) 技能性知识：无菌操作技能、揣穴技能；<br>(2) 职业素养：无菌观念 |
| ▲ 头面部腧穴的针刺练习，代表腧穴：四白、颊车、风池、百会 | (1) 陈述性知识：不同腧穴针刺要点；<br>(2) 技能性知识：以正确的进针方法、角度、方向、深度完成代表腧穴的针刺 |
| ▲ 胸腹部腧穴的针刺练习，代表腧穴：天突、膻中、中脘、关元、期门 | |
| ▲ 背腰部腧穴的针刺练习，代表腧穴：大椎、命门、肺俞、肾俞 | |
| ▲ 四肢部腧穴的针刺练习，代表腧穴：养老、内关、足三里、三阴交 | |
| 术前、术后沟通 | 职业素养：仁心仁术、爱患如亲的职业道德 |

▲ 为本次任务技能实训重点。

## 一、准备环节

### （一）物品准备

**表 1-6-2　物品种类**

| 针刺用具 | 消毒用具 | 清理工具 |
|---|---|---|
| (1) 1 寸、1.5 寸、2 寸的毫针若干；<br>(2) 针刺包、针刺盒 | (1) 75%酒精、碘伏、消毒干棉球；<br>(2) 泡镊桶、镊子、弯盘 | (1) 锐器桶；<br>(2) 污物桶 |
| 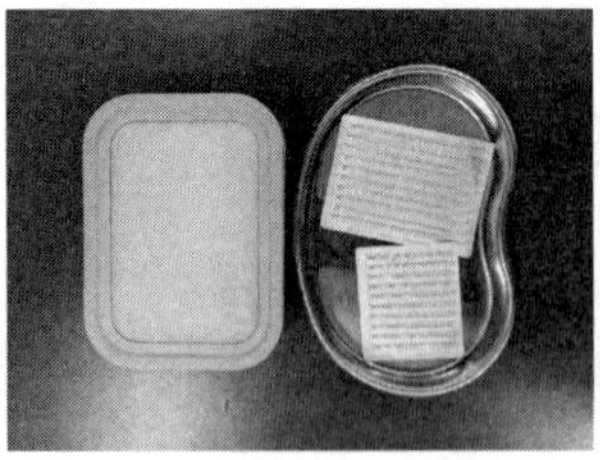 | 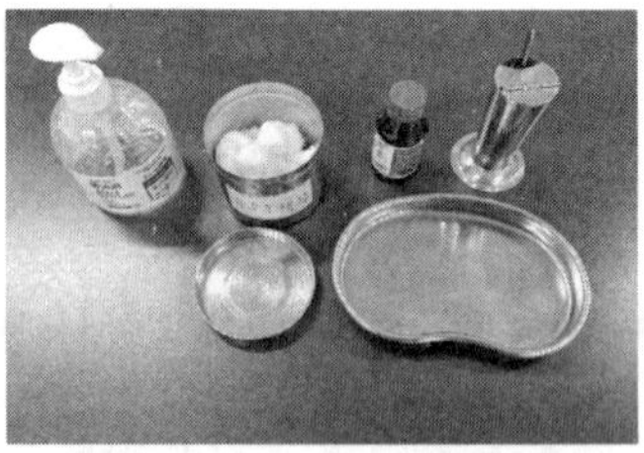 | 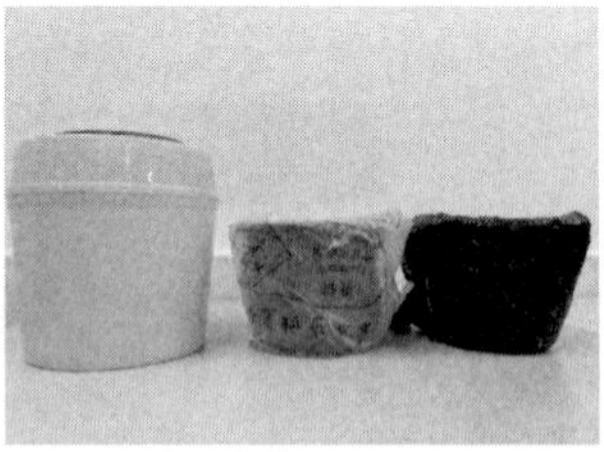 |

### （二）体位准备

体位选择的原则——患者舒适自然，能持久留针；医生能正确取穴，操作方便。

### （三）术前沟通

1. 告知患者（模特）操作内容及可能出现的感受，消除患者（模特）的紧张心理；告知患者（模特）施术过程中需要配合的事项。

2. 告知患者(模特)如出现不适,须立即告知医生(施术者)。

## 二、施术环节

### (一) 消毒清洁

有序完成医者手部、针具、待刺腧穴的消毒。

### (二) 头面部针刺练习

**表 1-6-3　头面部腧穴针刺要点**

| 腧穴 | 腧穴特点分析与练习要点 | 注意事项 | 针刺视频 |
|---|---|---|---|
| 四白 | 腧穴位于眶下孔,内有眶下神经,进针后不宜提插捣刺,可适度行捻转手法 | 骨性孔隙的腧穴,如内有重要组织,注意手法宜轻,避免损伤正常组织。出针后按压片刻,避免出血 | |
| 颊车 | 此穴可直刺或透刺,重点练习向地仓穴透刺 | 采用斜刺或平刺角度进针 | |
| 风池 | 可向对侧风池透刺,或向鼻尖方向进针 | 注意斜上方有枕骨大孔,严禁向上斜刺 | |
| 百会 | 头皮区的代表腧穴,要求刺入帽状腱膜下层 | 采取30°左右角度进针,刺入帽状腱膜下层后,针下阻力减小;如疼痛明显,应停止进针,调整进针角度重新进针。出针后注意按压片刻,避免出血 | |

### (三) 胸腹部针刺练习

**表 1-6-4　胸腹部腧穴针刺要点**

| 腧穴 | 腧穴特点分析与练习要点 | 注意事项 | 针刺视频 |
|---|---|---|---|
| 膻中 | 底部为胸骨,向左右或向下平刺0.3～0.5寸 | 腧穴下方组织浅薄,宜平刺 | |
| 关元 | 直刺1～1.5寸 | 针刺前排空小便,孕妇慎用;如为尿潴留患者,可调整为斜刺进针 | |
| 期门 | 位于第6肋间隙,前正中线旁开4寸,深处有肝肺,宜斜刺或平刺 | 位于肋间隙,且深处有脏器的腧穴,注意针刺角度与深度,避免刺伤脏器 | |

### （四）背腰部针刺练习

表 1-6-5　背腰部腧穴针刺要点

| 腧穴 | 腧穴特点分析与练习要点 | 注意事项 | 针刺视频 |
|---|---|---|---|
| 身柱 | 胸椎棘突呈叠瓦状排列，胸椎棘突下腧穴沿棘突间隙斜向上进针 | 注意手下针感，不可过深，避免刺入椎管，刺伤脊髓 | |
| 肺俞 | 深处有肺脏，进针角度多为向脊柱方向斜刺 | 膀胱经在背部的腧穴，注意斜刺，且不可过深，避免伤及肺脏 | |

### （五）四肢部针刺练习

表 1-6-6　四肢部腧穴针刺要点

| 腧穴 | 腧穴特点分析与练习要点 | 注意事项 | 针刺视频 |
|---|---|---|---|
| 养老 | 腧穴位于尺骨小头近端桡侧凹陷中，保持掌心向胸取穴，揣穴后直刺或斜刺 | 此穴需要保持掌心向胸的姿势才能正确取穴，否则不易刺入腧穴 | |
| 内关 | 腧穴位于掌长肌腱与桡侧腕屈肌腱之间，用指切进针法直刺 1～1.5 寸 | 押手指切正确定位肌腱后，刺手再进针，避免刺中肌腱造成疼痛 | |
| 足三里 | 腧穴深处肌肉较为丰厚，可用于练习夹持进针法 | 直刺 1～2 寸，适合练习多种行针手法 | |
| 行间 | 针尖略向上斜刺 0.5～1 寸 | 练习斜刺 | |

## 三、整理环节

### （一）污物分类处理

1. 使用后的针具按照损伤性废物处理标准投放至利器盒中。
2. 其他使用后的物品统一投放至普通污物桶中。

### （二）健康宣教

嘱患者注意针刺部位的清洁护理。

（谭代代　李涛）

## 实训评价

| 小组 | | 姓名 | |
|---|---|---|---|
| 实训项目 | | | |

| 环节 | 记录 | 分值 | 得分 |
|---|---|---|---|
| 准备 | (1) 各类物品齐备 | 5 | |
| | (2) 根据所选腧穴,准备正确的体位,符合体位选择的原则。能耐心向患者沟通行针操作的常见感受,消除患者的紧张心理 | 5 | |
| | (3) 选择75%的酒精棉球对医者手部擦拭消毒,选择75%的酒精棉球或碘伏对患者腧穴由内向外进行消毒,消毒动作熟练,方向正确 | 5 | |
| | (4) 根据腧穴所在部位的解剖特点选择合适的方法进行揣穴,揣穴动作熟练 | 5 | |
| 施术 | (1) 进针:根据腧穴特点确定正确的进针方法,针刺角度、深度、方向合理 | 40 | |
| | (2) 行针:根据腧穴特点选择恰当的行针方法,行针手法流畅 | 20 | |
| | (3) 出针:缓慢将针捻至皮下后出针,出针后适当按压以避免出血,动作轻巧。如有出血,轻轻按压至出血停止 | 10 | |
| 整理 | (1) 将针具及其他污物放置在正确的污物桶中 | 5 | |
| | (2) 向患者宣教针刺后的注意事项,体现人文关怀 | 5 | |
| 总分 | | 100 | |
| 小组评价 | | | |
| 教师评价 | | | |

我的心得

# 任务七　针刺意外情况的处理

**学习目标**

1. 知识目标：能够根据针刺过程中患者的不适等情况，准确判断针刺意外情况，并叙述针刺意外情况的处理方式。

2. 能力目标：能够针对不同的针刺意外情况快速、冷静做出相应处理。

3. 素质目标：在操作中培养细致严谨的职业态度、规范意识，体现人文关怀，追求精益求精的精神。

## 典型任务

对接针灸医师处理针刺意外的工作。

## 实训重难点

1. 实训重点：常见针刺意外情况如晕针、滞针、针刺损伤的判断、处理与预防。
2. 实训难点：晕针、气胸的判断、处理。

## 实训内容

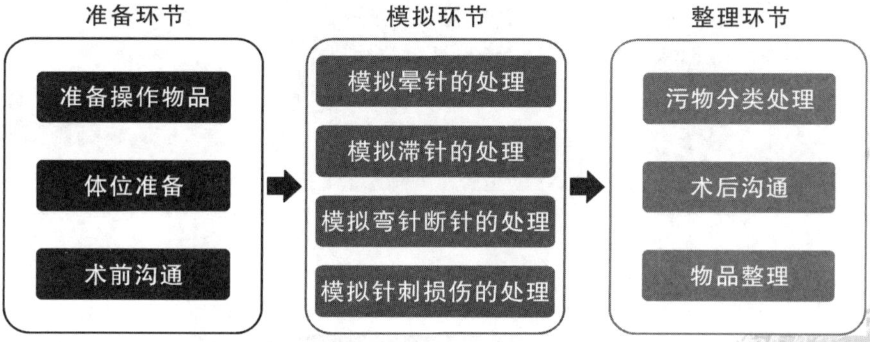


图 1－7－1　工作流程

**表 1-7-1　实训内容和对应知识点**

| 实训内容 | 对应知识点 |
|---|---|
| ▲ 模拟晕针及晕针的判断与处理：小组分角色饰演患者与医生，要求患者正确演示晕针的表现；医生根据表现做出判断并对晕针做出正确处理 | (1) 陈述性知识：晕针的临床表现；<br>(2) 技能性知识：可以快速判断晕针并进行处理 |
| ▲ 模拟滞针及滞针的判断与处理：口述滞针的鉴别要点，在针包或针盒上模拟滞针的处理 | (1) 陈述性知识：滞针的临床表现；<br>(2) 技能性知识：可以快速判断滞针并进行处理 |
| ▲ 模拟弯针、断针的判断与处理：口述弯针、断针的鉴别要点，在针包或针盒上分别模拟弯针、断针的处理 | (1) 陈述性知识：弯针、断针的临床表现；<br>(2) 技能性知识：可以快速判断弯针、断针并进行处理 |
| ▲ 模拟针刺损伤的判断与处理：<br>(1) 以气胸为例：小组分角色饰演患者与医生，要求患者正确演示针刺后气胸的表现；医生根据表现做出判断并对气胸做出正确处理；<br>(2) 血肿的处理：在针包上模拟血肿的处理 | (1) 陈述性知识：刺伤不同脏器的临床表现；<br>(2) 技能性知识：可以快速判断气胸并进行初步处理，可以熟练处理血肿 |

▲ 为本次任务技能实训重点。

## 一、准备环节

### （一）物品准备

**表 1-7-2　物品种类**

| 针刺用具 | 消毒用具 | 清理工具 |
|---|---|---|
| (1) 1.5 寸的毫针若干；<br>(2) 针刺包、针刺盒 | (1) 75%酒精、碘伏、消毒干棉球、棉签等；<br>(2) 泡镊桶、镊子、弯盘 | (1) 锐器桶；<br>(2) 污物桶 |
| 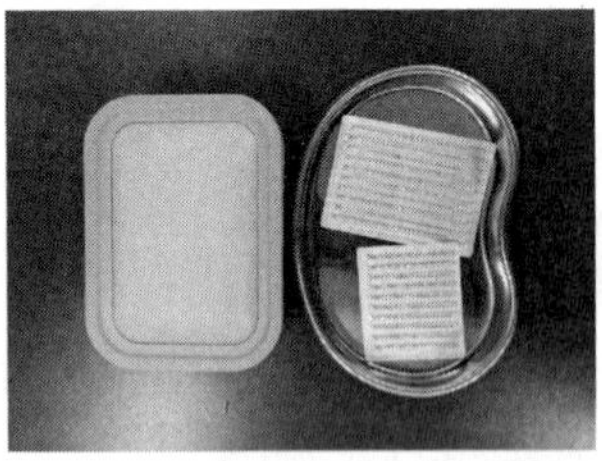 | 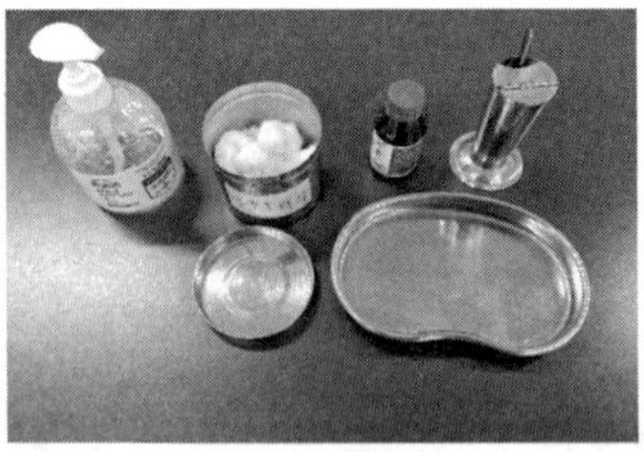 | 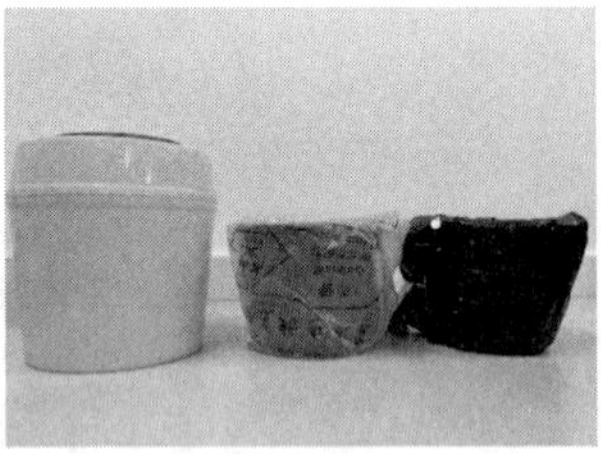 |

## 二、模拟实训

### （一）晕针

1. 表现：患者在针刺过程中，突然出现面色苍白、头晕目眩、心慌气短、出冷汗、精神疲乏、胸闷泛恶、脉象沉细。严重者会发生四肢厥冷、神志昏迷、血压下降、脉微欲绝。

2. 处理

(1) 立即停止针刺，并迅速出针。

（2）使患者平卧，头部稍低，松解衣带，注意保暖。

（3）判断患者轻重：轻者静卧片刻，给予温开水或糖水之后即可恢复；重者在上述处理的基础上，可针刺水沟、内关、涌泉、足三里等穴，并可温灸百会、气海、关元等穴，必要时可配用现代急救措施。

（4）晕针缓解后，仍需适当休息方能离去。

### （二）滞针

1. 表现：针在穴内，提插、捻转、出针均感滞涩、困难。若勉强捻转、提插时，则患者感到疼痛。

2. 处理

判断滞针发生的原因：

① 如患者紧张所致，通过沟通，消除患者紧张情绪，使局部肌肉放松；可延长留针时间，用循、摄、按、弹、刮等手法，或在滞针附近加刺一针，以缓解肌肉紧张。

② 如因单向捻转而致者，可向相反方向将针捻回。

### （三）弯针

1. 表现：进针时或将针刺入腧穴后，针身弯曲，针柄改变了进针时刺入的方向和角度。常伴有提插捻转及出针困难，或患者感到疼痛。

2. 处理

（1）出现弯针后，不可再行手法。

（2）如针身轻度弯曲，可将针缓慢退出。

（3）如针身弯曲角度较大，应顺着弯曲方向将针退出。

（4）若由患者体位移动所致，应使患者先恢复原来体位，局部肌肉放松后，再将针缓缓起出。

（5）切忌强行拔针，以免出现断针。

### （四）断针

1. 表现：针身折断、残断或尚露于皮肤之外，或全部没于皮肤之下。

2. 处理

（1）嘱患者保持原体位，切勿乱动，以防断针陷入深层。

（2）如断端显露，可用镊子夹住断端取出。

（3）若断端与皮肤相平，可用手指按压针孔两旁，使断端暴露体外，用镊子取出。

（4）口述：若断端完全陷入肌肉层时，视其所在部位，如果在重要脏器附近或在肢体活动处，应在X线下定位，用手术取出。

### （五）血肿

1. 表现：出针后，针刺部位出血，局部肿胀疼痛，继则皮肤呈青紫色。

2. 处理

（1）针孔出血，可用消毒干棉球压迫止血。

(2) 若微量皮下出血而局部小块青紫时,告知患者无需紧张,一般不必处理,可自行消退。

(3) 如局部青紫肿痛较甚或活动不便,要先行冷敷止血,48 小时后再行热敷或在局部轻轻揉按,以促使瘀血消散吸收。

### (六) 创伤性气胸

1. 表现:针后患者突感胸痛、胸闷、心悸气短,甚则出现呼吸困难,紫绀,出冷汗及血压下降等休克现象。检查时,肋间隙变宽,外胀;叩诊呈鼓音;听诊肺呼吸音减弱或消失;严重者,气管可向健侧移位。X 线胸透可见肺组织被压缩现象。有的患者针刺后并不是马上出现症状,而是过一段时间才慢慢感到胸闷、胸痛、呼吸困难,应多加注意。

2. 处理

(1) 发现气胸后,应立即起针,并让患者采取半卧位休息。

(2) 轻者漏气量少,可自然吸收,医者要密切观察,给予镇咳、镇痛、抗感染等对症处理。

(3) 监测患者生命体征,严重者须及时抢救,如胸腔排气、输氧、抗休克等。

## 三、整理环节

### (一) 污物分类处理

1. 使用后的针具按照损伤性废物处理标准投放至利器盒中。

2. 其他使用后的物品统一投放至普通污物桶中。

### (二) 健康宣教

嘱患者注意针刺部位的清洁护理。

(谭代代　李涛)

## 实训评价

| 小组 | | 姓名 | |
|---|---|---|---|
| 实训项目 | | | |

| 环节 | 记录 | 分值 | 得分 |
|---|---|---|---|
| 准备 | 各类物品齐备 | 10 | |
| 模拟 | (1) 晕针:患者表现准确;医生正确查体与诊断,并能根据患者晕针的严重程度做出相应处理 | 30 | |
| | (2) 滞针:正确口述滞针的原因、表现;在针包或针盒上正确处理滞针的情况 | 20 | |
| | (3) 弯针、断针:正确口述弯针、断针的表现;在针包或针盒上正确处理弯针与断针 | 10 | |
| | (4) 血肿:正确口述血肿的表现;在针包或针盒上正确处理血肿 | 10 | |
| | (5) 气胸:患者表现准确;医生正确查体并做出判断,根据患者气胸严重程度做出相应处理 | 10 | |
| 整理 | (1) 将针具及其他污物放置在正确的污物桶中 | 5 | |
| | (2) 向患者宣教针刺后的注意事项,体现人文关怀 | 5 | |
| 总分 | | 100 | |
| 小组评价 | | | |
| 教师评价 | | | |

我的心得

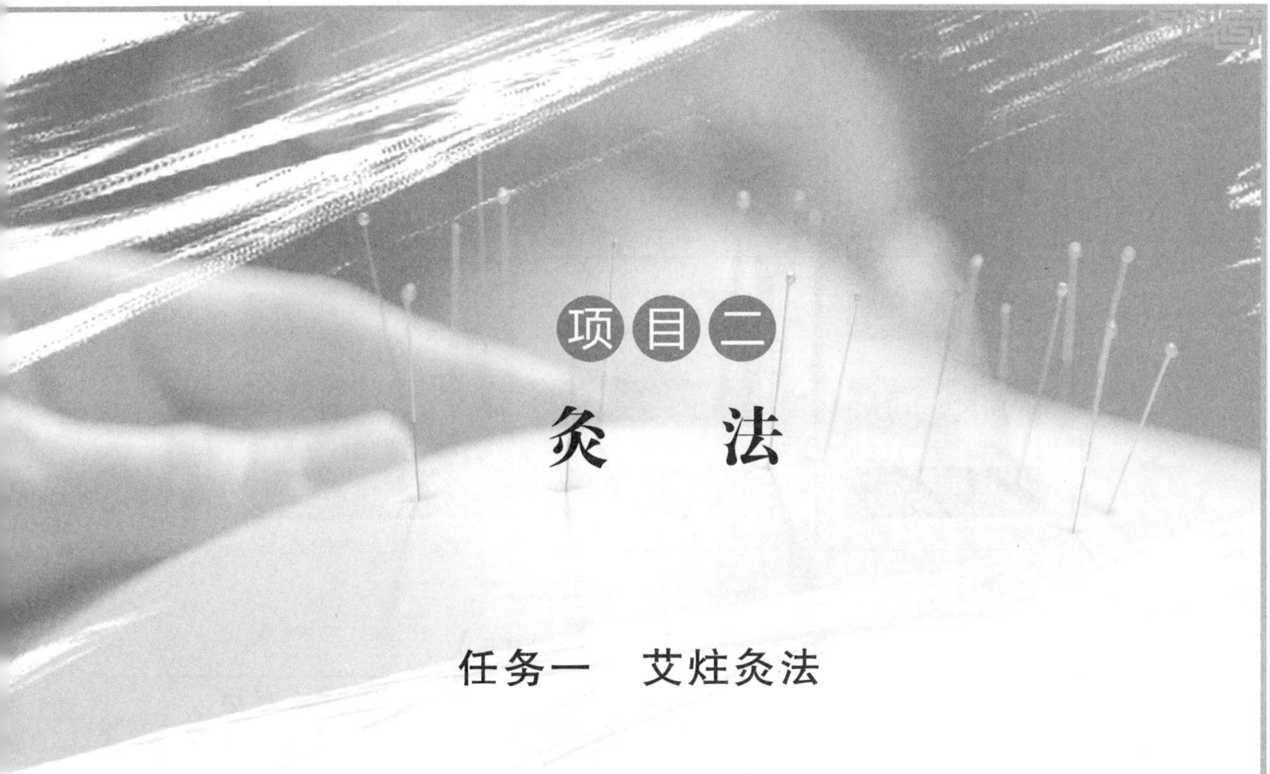

# 项目二

# 灸　法

## 任务一　艾炷灸法

**学习目标**

1. 知识目标：能阐述艾炷灸的概念；能陈述艾炷灸的分类；明晰艾炷灸的具体应用及作用特点；叙述艾炷灸的注意事项。

2. 能力目标：能描述直接灸与间接灸的具体分类；能够熟练操作艾炷灸；能针对灸法操作注意事项进行安全宣教。

3. 素质目标：具备自主学习能力；具备总结、分析、解决问题以及团队协作的能力；具备严谨细致、精益求精的工匠精神，树立良好的职业素养与习惯。

### 典型任务

对接针灸医师艾炷灸法工作。

### 实训重难点

1. 实训重点：能够熟练手工制作规格标准的艾炷，能够按照顺序进行直接与间接灸法操作。

2. 实训难点：制作规格、质地达标的艾炷，熟练安全地操作间接灸法。

## 实训内容

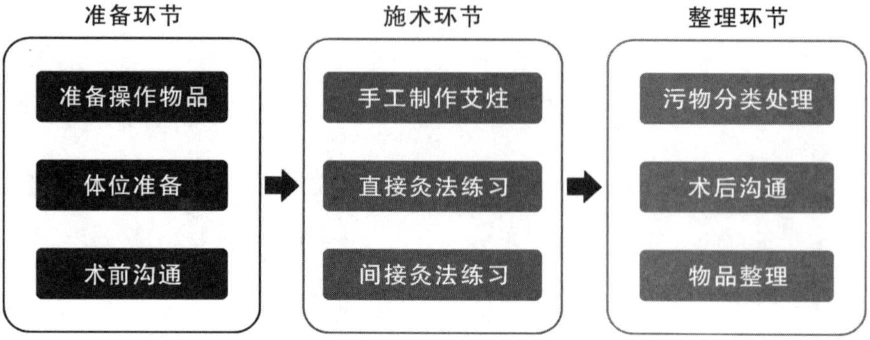


**图 2－1－1　工作流程**

**表 2－1－1　实训内容和对应知识点**

| 实训内容 | 对应知识点 |
| --- | --- |
| 明确工作流程 | 程序性知识：临床工作程序、技能竞赛程序 |
| 体位准备 | 陈述性知识：体位准备的原则 |
| 清洁消毒、揣穴 | (1) 技能性知识：无菌操作技能、揣穴技能；<br>(2) 职业素养：无菌观念 |
| ▲ 手工制作艾炷：大炷、中炷、小炷各 3 个 | (1) 陈述性知识：大、中、小三种艾炷的规格要求；<br>(2) 技能性知识：艾炷制作大小合规且美观紧实 |
| ▲ 直接灸法练习：在模型上完成直接灸法（非化脓灸）的动作练习，步骤熟练后在人体上完成非化脓灸法操作 | (1) 程序性知识：直接灸法、间接灸法操作流程；<br>(2) 技能性知识：熟练进行直接灸法、间接灸法的施术操作 |
| ▲ 间接灸法练习：以隔姜灸法为例，完成练习 | |
| 术前、术后沟通 | 职业素养：仁心仁术的职业观 |
| 艾火的处理 | 职业素养：用火规范 |

▲ 为本次任务技能实训重点。

## 一、准备环节

### （一）物品准备

1. 艾灸用具：细艾绒、生姜、线香等艾灸用具；硅胶盒、弯盘、直尺、凡士林等辅助工具。见图 2－1－2。

2. 清理用具：灭火筒、污物桶。见图 2－1－3。

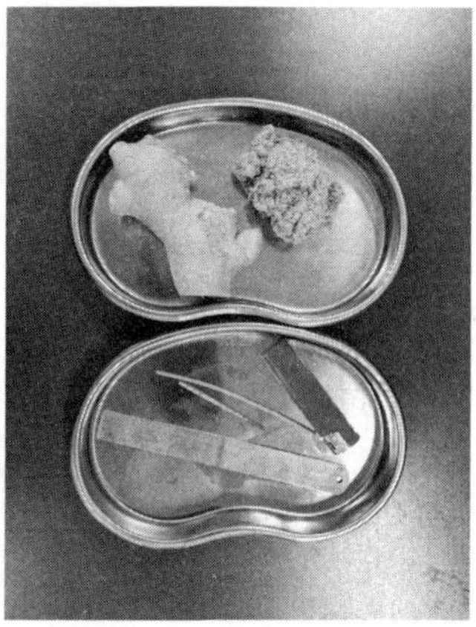

图 2－1－2　艾灸用具

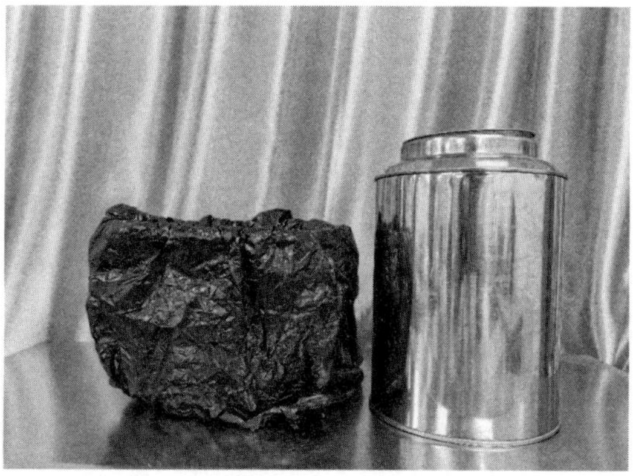

图 2－1－3　清洁用具

## 二、施术环节

### （一）手工制作艾炷

1. 动作要领

（1）中、大炷：根据制作艾炷的大小，选择适量艾绒，在手中揉搓紧实后，置于平面上旋转塑形，制作成圆锥体状的大、中艾炷。

（2）小炷：选择适量艾绒，先将艾绒搓成艾团，夹在左手拇、食指指腹之间，再用右手拇、食指将艾团向内向左挤压，将艾团压缩成上尖下平之三棱形艾炷。

2. 具体要求

（1）时间要求：动作熟练后，要求在 3 分钟之内完成大、中、小三种规格的艾炷。

（2）规格要求：中炷重约 1 克，炷高约 1 厘米，炷底直径约 1 厘米；小炷重约 0.5 克，炷底直径与炷高基本一致；大炷重约 2 克，炷底直径与炷高基本一致。

（3）质地要求：紧实、均匀。

表 2－1－2　手工制作艾炷

| 艾炷 | 中、大艾炷制作视频 | 小艾炷制作视频 |
|---|---|---|
| 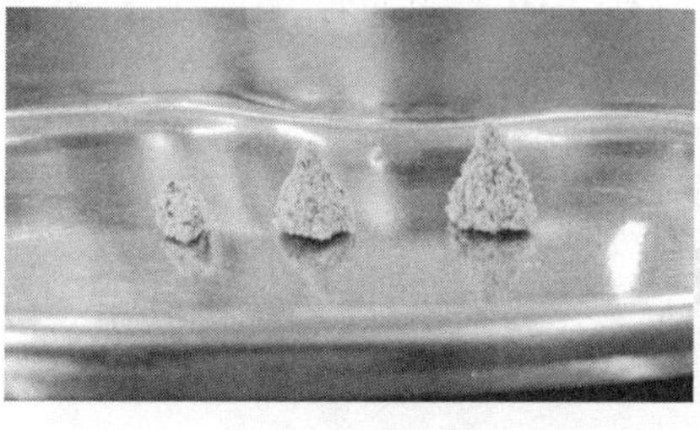 | | |

### （二）直接灸法（非化脓灸）

操作步骤

（1）评估环境、患者：环境整洁，通风良好；患者皮肤无破损。

（2）体位准备：体位选择的原则——患者舒适自然，便于放置艾炷；医生能正确取穴，操作方便。

（3）术前沟通：告知患者（模特）操作内容及可能出现的感受，消除患者（模特）的紧张心理；告知患者（模特）施术过程中需要配合的事项。告知患者（模特）如出现不适，须立即告知医生（施术者）。

（4）点火施灸：先将施灸部位涂以少量凡士林，然后将小艾炷置于穴位之上，点火施灸；当患者感到灼烫时立即用镊子将艾炷夹去，并置于灭火筒中。如此反复 3～7 壮，以局部皮肤出现红晕为度。

（5）清理灭火：用纸巾去除患者体表的介质等；所有燃烧物品投置于灭火筒中，确保熄灭，保证用火安全。

**表 2-1-3　直接灸法**

| 动作视频 |
| --- |
| |

### （三）间接灸法

操作步骤（以隔姜灸法为例）：

（1）评估环境、患者：环境整洁，通风良好；患者皮肤无破损。

（2）体位准备：体位选择的原则——患者舒适自然，便于放置姜片与艾炷；医生能正确取穴，操作方便。

（3）术前沟通：告知患者（模特）操作内容及可能出现的感受，消除患者（模特）的紧张心理；告知患者（模特）施术过程中需要配合的事项。告知患者（模特）如出现不适，须立即告知医生（施术者）。

（4）制作姜片：将生姜片切成直径约 4 厘米、厚约 0.3 厘米的薄片，用三棱针针刺数孔（10 孔左右）。

（5）点火施灸：先将施灸部位涂以少量凡士林，然后将生姜片置于穴位之上，并将艾炷放置在生姜片中间，用线香点燃艾炷施灸；当患者感到灼烫时可将生姜片提起或在腧穴局部走熨，待艾炷燃至约 2/3 时，换炷再灸。如此反复 3～7 壮，以局部皮肤出现红晕为度。

（6）清理灭火：用纸巾去除患者体表的介质等；所有燃烧物品投置于灭火筒中，确保熄灭，保证用火安全。

表 2-1-4　间接灸法

| 隔姜灸法视频 | 隔盐灸法视频 | 隔胡椒饼灸视频 |
| --- | --- | --- |
| | | |

## 三、整理环节

### （一）污物分类处理

1. 严格执行用火规范，燃烧的艾绒和线香统一放置于灭火筒中。
2. 其他使用后的物品统一投放至普通污物桶中。

### （二）健康宣教

嘱患者注意艾灸部位的清洁护理，注意保暖防寒。

（谭代代　李涛　余光宝）

## 实训评价

| 小组 | | 姓名 | |
|---|---|---|---|
| 实训项目 | | | |

| 环节 | 记录 | 分值 | 得分 |
|---|---|---|---|
| 准备 | (1) 各类物品齐备 | 5 | |
| | (2) 根据所选腧穴,准备正确的体位,符合体位选择的原则。能耐心向患者沟通艾灸操作的常见感受,消除患者的紧张心理 | 5 | |
| | (3) 施灸前清洁双手 | 5 | |
| | (4) 根据腧穴所在部位的解剖特点选择合适的方法定取腧穴,动作熟练 | 5 | |
| 施术 | (1) 手工制作艾炷:在规定时间内完成艾炷制作,且三种大小的艾炷外形美观,大小适宜;质地紧实均匀 | 20 | |
| | (2) 直接灸法:步骤正确,体位适宜,艾炷大小选择正确,操作中注重人文关怀,操作中无烫伤等意外,用火规范 | 20 | |
| | (3) 间接灸法:步骤正确,体位适宜,姜片大小、厚度适中,艾炷大小选择正确,操作中注重人文关怀,操作中无烫伤等意外,用火规范 | 30 | |
| 整理 | (1) 将燃烧后的艾绒、线香放置于灭火筒,其他污物放置在正确的污物桶中 | 5 | |
| | (2) 向患者宣教艾灸后的注意事项 | 5 | |
| 总分 | | 100 | |
| 小组评价 | | | |
| 教师评价 | | | |

我的心得

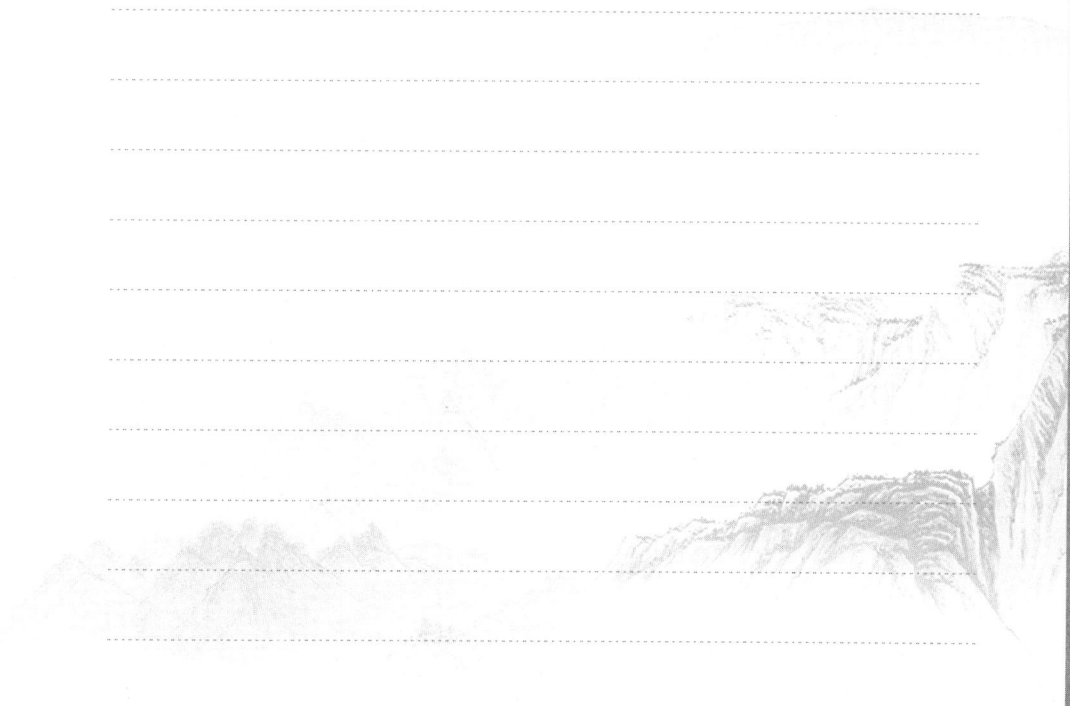

# 任务二　艾条灸法

**学习目标**

1. 知识目标：能阐述艾条灸的概念；能陈述艾条灸的分类；明晰艾条灸的具体应用及作用特点；叙述艾条灸的注意事项。

2. 能力目标：能描述艾条灸的具体分类；能够熟练操作艾条灸；能针对灸法操作注意事项进行安全宣教。

3. 素质目标：通过自主学习，具备发现问题、解决问题的能力；通过灸法技术细节的完善，培养严谨细致、精益求精的工匠精神，树立良好的职业素养与习惯；在操作中践行人文关怀，树立以人为本的医德医风。



## 典型任务

对接针灸医师艾条灸法工作。

## 实训重难点

1. 实训重点：悬起灸法的操作要领与实操。
2. 实训难点：实按灸法的操作要领与实操。

## 实训内容

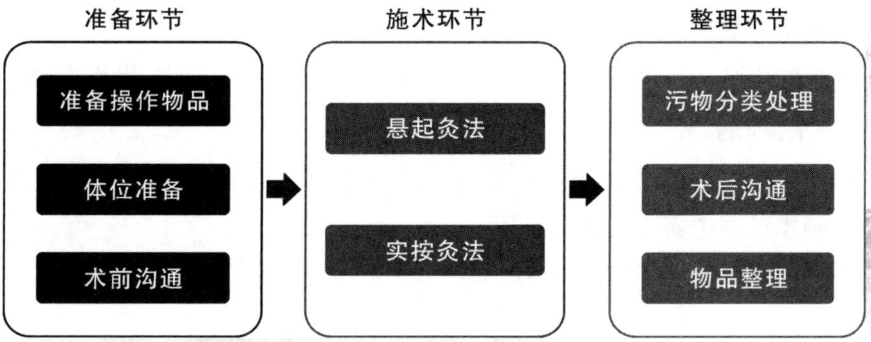


图 2-2-1　工作流程

表 2－2－1 实训内容和对应知识点

| 实训内容 | 对应知识点 |
| --- | --- |
| 明确工作流程 | 程序性知识：临床工作程序、技能竞赛程序 |
| 体位准备 | 陈述性知识：体位准备的原则 |
| ▲ 悬起灸法，包括：温和灸法、雀啄灸法、回旋灸法。练习内容：在模型上完成悬起灸法的动作练习，步骤熟练后在人体上完成三种悬起灸法的操作 | 技能性知识：悬起灸法、实按灸法的操作技能 |
| ▲ 实按灸法：在模型上完成实按灸的动作练习，步骤熟练后在人体上完成实按灸法的操作 | |
| 术前、术后沟通 | 职业素养：仁心仁术、爱患如亲的职业道德 |
| 艾火（艾灰处理） | 职业素养：用火规范 |

▲ 为本次任务技能实训重点。

# 一、准备环节

## （一）物品准备

表 2－2－2 物品种类

| 艾灸用具 | 清理工具 |
| --- | --- |
| （1）艾条、纱布等艾灸用具；<br>（2）硅胶盒、弯盘、防风点火器等辅助工具 | （1）灭火筒；<br>（2）污物桶 |
| 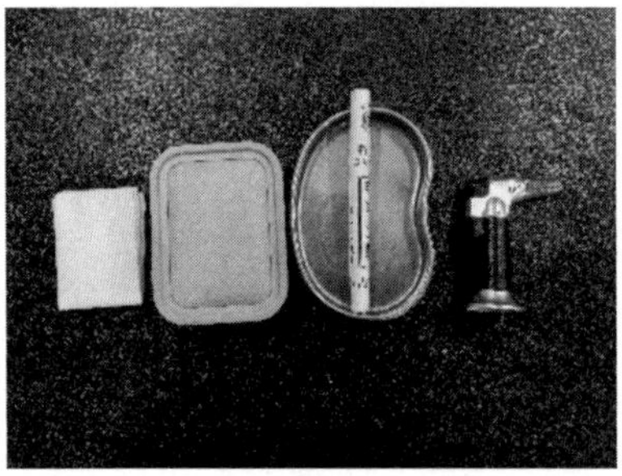 | 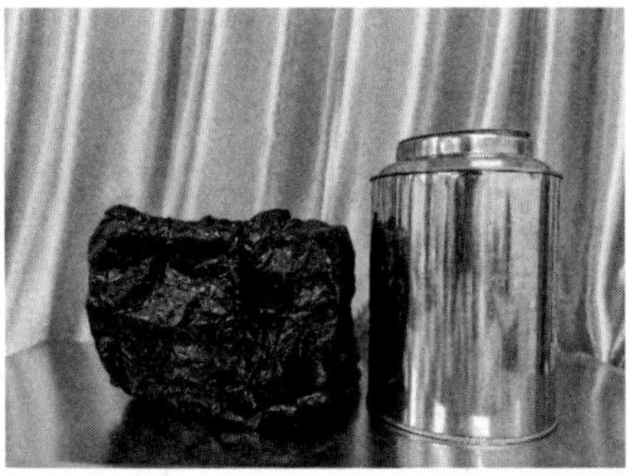 |

## （二）体位准备

体位选择的原则——患者舒适自然，便于施灸；医生能正确取穴，操作方便。

## （三）术前沟通

1. 告知患者（模特）操作内容及可能出现的感受，消除患者（模特）的紧张心理；告知患者（模特）施术过程中需要配合的事项。

2. 告知患者（模特）如出现不适，须立即告知医生（施术者）。

# 二、操作环节

## （一）清洁定位

（1）有序完成医者手部、待灸腧穴的清洁，评估患者皮肤状态是否适合施灸。

（2）正确选定待灸部位。

## （二）悬起灸练习

1. 温和灸法

动作要领：点燃艾条一端，使之悬垂于施灸腧穴的上方灸烤之，让艾火与皮肤间的距离保持在 2～3 厘米，以患者甚觉温热而无灼痛为宜；施灸时间在 10～15 分钟，以皮肤潮红为度。对于小儿或昏迷患者，医生可将自己的食指和中指置于施灸部位两侧，以感知患者局部的受热程度，以便随时调节距离，防止烫伤。

**表 2-2-3　温和灸法**

| 温和灸法操作视频 |
| --- |
| |

2. 雀啄灸法

动作要领：点燃艾条的一端，持之在所灸腧穴上方，作一上一下连续移动，在距腧穴约 1.5 厘米处，立即拿开，如此反复，状如鸟雀啄食，故称“雀啄灸”。本法可使患者感到灸火有如热浪频频渗入，有利于火力入经引导气行。

**表 2-2-4　雀啄灸法**

| 雀啄灸法操作视频 |
| --- |
| |

3. 回旋灸法

动作要领：点燃艾条一端，使之与皮肤保持一定距离，以患者感到温热而不过烫为宜，均匀地向左右方向移动或反复旋转移动，使腧穴周围较大范围内产生温热效应。

**表 2-2-5　回旋灸法**

| 回旋灸法操作视频 |
| --- |
| |

### （三）实按灸练习

动作要领：先于所灸腧穴或患处上垫以纱布，然后将艾条一端点燃，用力按压在穴位或施灸部位上，停留1～2秒，使热力透过覆盖物达于组织深处。待患者感觉过热，旋即拿开艾条。每穴可按压3～7次，以移去纱布见皮肤红晕为度。

## 三、整理环节

### （一）污物分类处理

1. 严格执行用火规范，未燃尽的艾条剪断后统一放置于灭火筒中。
2. 其他使用后的物品统一投放至普通污物桶中。

### （二）健康宣教

嘱患者注意艾灸部位的清洁护理，注意保暖防寒。

（谭代代　李涛　余光宝）

## 实训评价

| 小组 | | 姓名 | |
|---|---|---|---|
| 实训项目 | | | |

| 环节 | 记录 | 分值 | 得分 |
|---|---|---|---|
| 准备 | (1) 各类物品齐备 | 5 | |
| | (2) 根据所选腧穴，准备正确的体位，符合体位选择的原则。能耐心向患者沟通艾灸操作的常见感受，消除患者的紧张心理 | 5 | |
| | (3) 施灸前清洁双手 | 5 | |
| | (4) 根据腧穴所在部位的解剖特点选择合适的方法定取腧穴，动作熟练 | 5 | |
| 施术 | (1) 温和灸法：操作步骤正确，动作规范，艾条高度适宜，患者体位适宜，操作中注重人文关怀，无烫伤等意外，用火规范 | 20 | |
| | (2) 雀啄灸法：操作步骤正确，雀啄动作规范流畅，艾条高度适宜，患者体位适宜，操作中注重人文关怀，无烫伤等意外，用火规范 | 20 | |
| | (3) 回旋灸法：操作步骤正确，回旋动作规范流畅，艾条高度适宜，患者体位适宜，操作中注重人文关怀，无烫伤等意外，用火规范 | 20 | |
| | (4) 实按灸法：步骤正确，纱布厚度适宜，患者体位舒适，操作中注重人文关怀，无烫伤等意外，用火规范 | 10 | |
| 整理 | (1) 将燃烧后的艾条剪断后放置于灭火筒，其他污物放置在正确的污物桶中 | 5 | |
| | (2) 向患者宣教艾灸后的注意事项 | 5 | |
| 总分 | | 100 | |
| 小组评价 | | | |
| 教师评价 | | | |

我的心得

# 任务三　温针灸法

**学习目标**

1. 知识目标：能够叙述温针灸的作用、应用范围；能够准确描述温针灸的操作步骤；明确温针灸的注意事项。

2. 能力目标：能够熟练操作温针灸法。

3. 素质目标：通过自主学习，具备发现问题、解决问题的能力；通过灸法技术细节的完善，培养严谨细致、精益求精的工匠精神，树立良好的职业素养与习惯；在操作中践行人文关怀，树立以人为本的医德医风。

## 典型任务

对接针灸医师温针灸法工作。

## 实训重难点

1. 实训重点：温针灸法的操作要领与实操。
2. 实训难点：熟练掌握操作步骤，正确处理灸火温度过高的情况。

## 实训内容

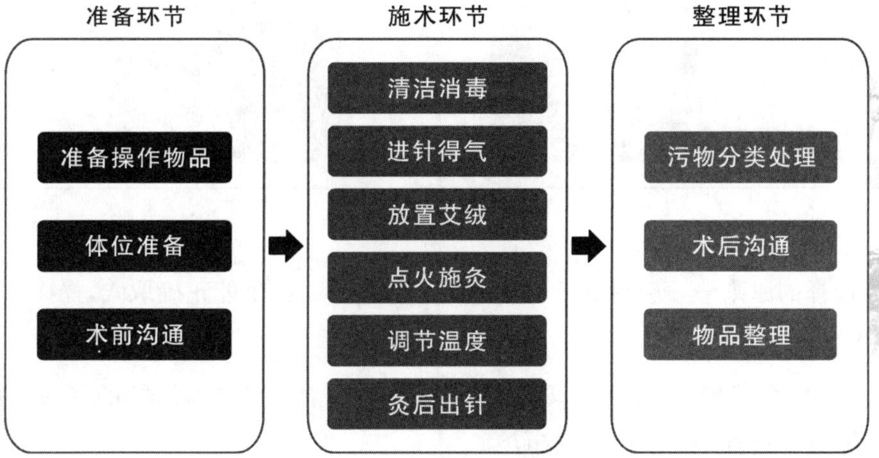


图 2-3-1　工作流程

**表 2-3-1　实训内容和对应知识点**

| 实训内容 | 对应知识点 |
| --- | --- |
| 明确工作流程 | 程序性知识：临床工作程序、技能竞赛程序 |
| 体位准备 | 陈述性知识：体位准备的原则 |
| 清洁消毒 | (1) 技能性知识：无菌操作技能；<br>(2) 职业素养：无菌观念 |
| ▲ 温针灸法操作：<br>(1) 在模型上练习温针灸法各步骤，直至熟练操作温针灸法；<br>(2) 在四肢部完成温针灸法实操 | (1) 程序性知识：温针灸法操作步骤；<br>(2) 技能性知识：熟练进行温针灸法的技能 |
| 术前、术后沟通 | 职业素养：仁心仁术、爱患如亲的职业道德 |
| 艾火的处理 | 职业素养：用火规范 |

▲ 为本次任务技能实训重点。

# 一、准备环节

## （一）物品准备

**表 2-3-2　物品种类**

| 艾灸用具 | 清理工具 |
| --- | --- |
| (1) 1.5 寸毫针若干、长度约 2 厘米的艾条、纸垫等艾灸用具；<br>(2) 硅胶盒、弯盘、防风点火器等辅助工具；<br>(3) 碘伏、棉签等消毒物品 | (1) 灭火筒；<br>(2) 污物桶；<br>(3) 锐器桶 |
| 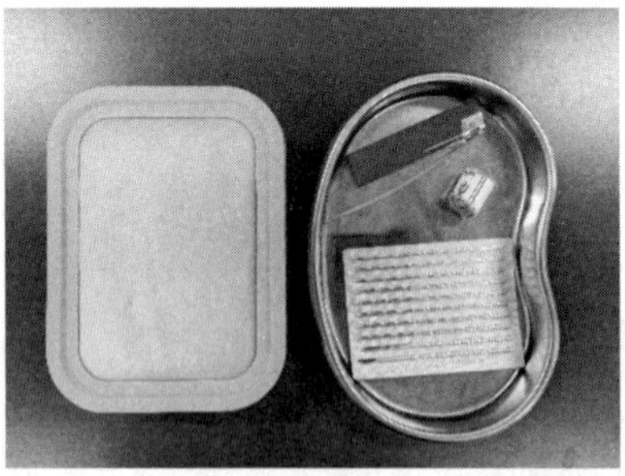 | 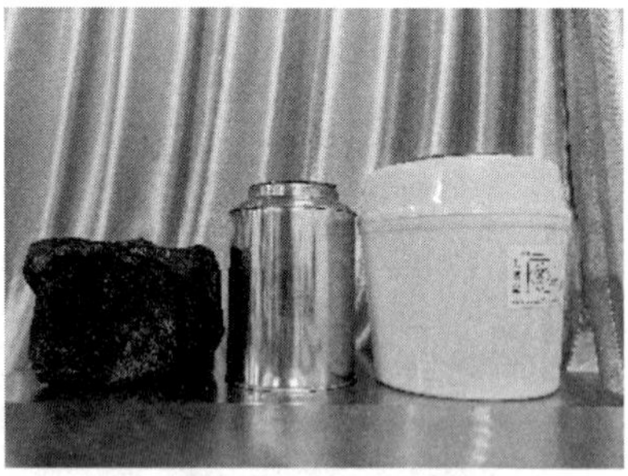 |

## （二）体位准备

体位选择的原则——患者舒适自然，便于留针施灸；医生能正确取穴，操作方便。

## （三）术前沟通

1. 告知患者（模特）操作内容及可能出现的感受，消除患者（模特）的紧张心理；告知患者（模特）施术过程中需要配合的事项。

2. 告知患者（模特）如出现不适，须立即告知医生（施术者）。

## 二、施术环节

### （一）清洁消毒

有序完成医者手部、待灸腧穴的消毒，评估患者皮肤状态是否适合施灸。

### （二）温针灸法练习

1. 进针得气：常规直刺进针后，行针得气。

2. 放置艾条：将长约 2 厘米的艾条插进针柄上，约插入艾条 2/3 深度。

3. 点火施灸：从艾条底部用线香引燃。

4. 调节温度：将剪好的纸垫放置在毫针周围，避免艾灰脱落烫伤皮肤；若患者感觉过烫，可适当增加纸垫数量。

5. 灸后出针：待艾绒全部燃尽，将毫针轻轻取出。

**表 2－3－3　温针灸法**

| 动作视频 |
| --- |
| |

## 三、整理环节

### （一）污物分类处理

（1）严格执行用火规范，艾灰统一放置于灭火筒中，毫针放置于锐器桶中。

（2）其他使用后的物品统一投放至普通污物桶中。

### （二）健康宣教

嘱患者注意艾灸部位的清洁护理，注意防寒保暖。

（谭代代　李涛　余光宝）

## 实训评价

| 小组 | | 姓名 | |
|---|---|---|---|
| 实训项目 | | | |

| 环节 | 记录 | 分值 | 得分 |
|---|---|---|---|
| 准备 | (1) 各类物品齐备 | 5 | |
| | (2) 根据所选腧穴，准备正确的体位，符合体位选择的原则。能耐心向患者沟通温针灸操作的常见感受，消除患者的紧张心理，避免出现晕针 | 5 | |
| 施术 | (1) 施灸前完成手部消毒、腧穴消毒 | 5 | |
| | (2) 根据腧穴所在部位的解剖特点选择合适的方法定取腧穴，动作熟练 | 5 | |
| | (3) 进针顺利，无痛或微痛，针刺得气 | 10 | |
| | (4) 艾条放置稳定，长度适宜，从艾条下端开始点火 | 20 | |
| | (5) 操作中能够规范用火，能够根据患者感受调节灸火温度，不烫伤患者皮肤或衣物 | 30 | |
| | (6) 操作中思想集中，认真严谨，体现人文关怀 | 10 | |
| 整理 | (1) 艾灰倒进灭火筒，毫针放置于锐器桶，其他污物放置在污物桶中 | 5 | |
| | (2) 向患者宣教艾灸后的注意事项 | 5 | |
| 总分 | | 100 | |
| 小组评价 | | | |
| 教师评价 | | | |

我的心得

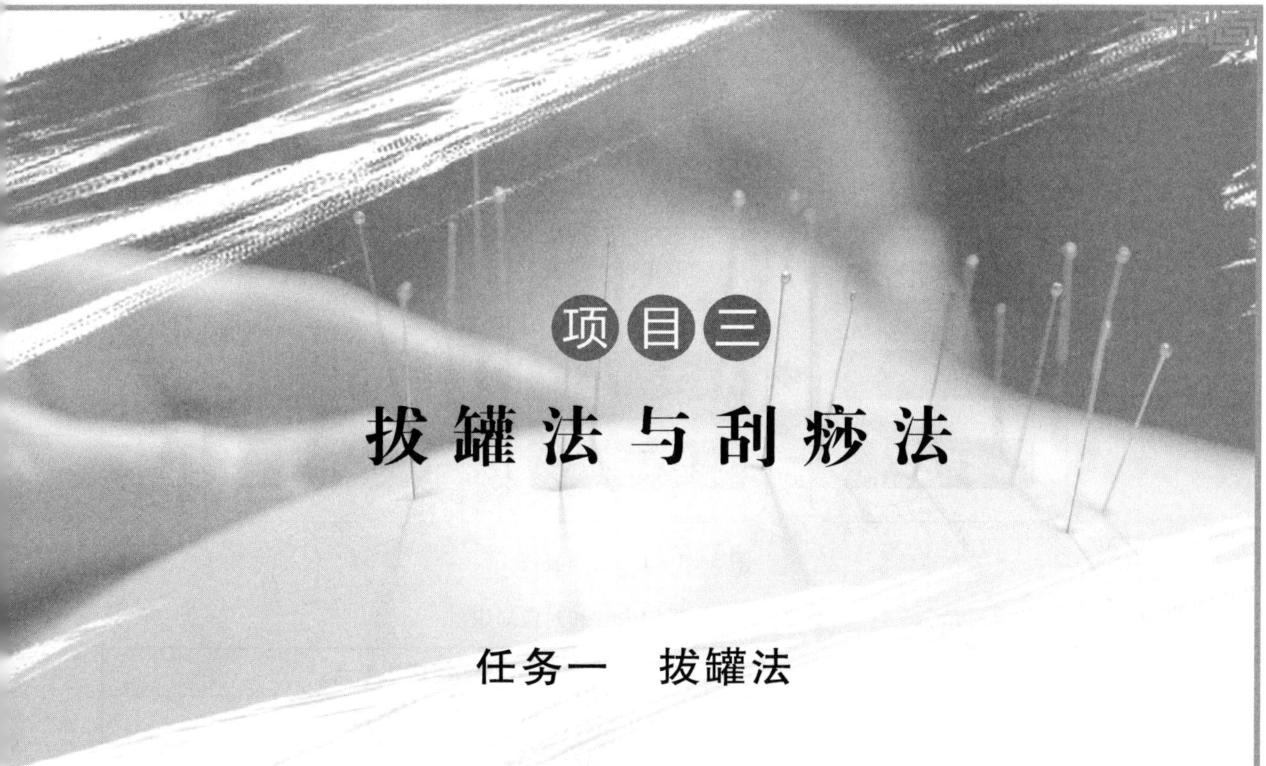

# 项目三

# 拔罐法与刮痧法

## 任务一　拔罐法

**学习目标**

1. 知识目标：能够完整列举拔罐法的所需物品；能够根据患者的情况选择合适的拔罐方法。

2. 能力目标：能够独立准备拔罐法的用具；能够熟练掌握不同拔罐方法的操作；能够正确处理拔罐操作产生的废弃物。

3. 素质目标：在准备工作中锻炼细致严谨的职业态度、无菌意识、规范意识。

### 典型任务

对接针灸医师拔罐工作的准备与清理工作。

### 实训重难点

1. 实训重点：能够熟练叙述工作流程与详细步骤；实训中严格遵守操作规范。

2. 实训难点：能够熟练掌握闪火法、闪罐。

## 实训内容

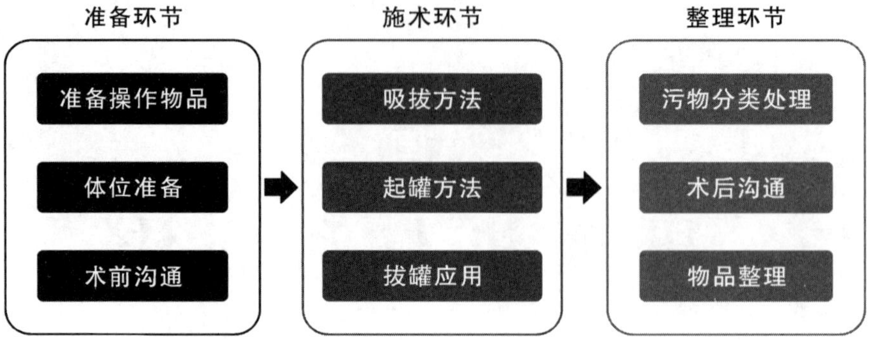


图 3－1－1　工作流程

表 3－1－1　实训内容和对应知识点

| 实训内容 | 对应知识点 |
| --- | --- |
| 明确工作流程 | 程序性知识:拔罐工作程序 |
| 体位准备 | 陈述性知识:体位准备的原则 |
| 清洁消毒 | (1) 技能性知识:无菌操作技能、揣穴技能;<br>(2) 职业素养:无菌观念 |
| ▲ 吸拔方法的选择 | (1) 陈述性知识:不同吸拔方法的优缺点、适用范围;<br>(2) 技能性知识:各类拔罐法的操作技能 |
| ▲ 起罐方法 | |
| ▲ 拔罐法的应用 | |
| 术前、术后沟通 | 职业素养:仁心仁术、爱患如亲的职业道德 |

▲ 为本次任务技能实训重点。

# 一、准备环节

## (一) 物品准备

1. 罐的种类

罐的种类很多,目前临床上常用的有玻璃罐、竹罐、抽气罐、多功能罐等。

(1) 玻璃罐:用耐热质硬的透明玻璃制成,形状如球,口小肚大,口边微厚而略向外翻,分大、中、小三种型号。

(2) 竹罐:用坚韧成熟的青竹,按节锯断,一端留节作为底,一端去节作罐口,制成壁厚 2～3 毫米,中间呈腰鼓型的竹罐。

(3) 抽气罐:抽气罐用玻璃或塑料制成,将抽气筒与罐嘴对接,将罐扣于体表,抽气至适宜的负压而拔罐。

(4) 多功能罐:配置有其他治疗作用的现代新型罐具。如在罐顶中央安置磁体的磁罐;罐内安有电热元件的电罐;在罐内架设艾灸,灸后排气拔罐的灸罐等。

表 3-1-2　罐的种类

| 玻璃罐 | 竹罐 | 抽气罐 |
|---|---|---|
| 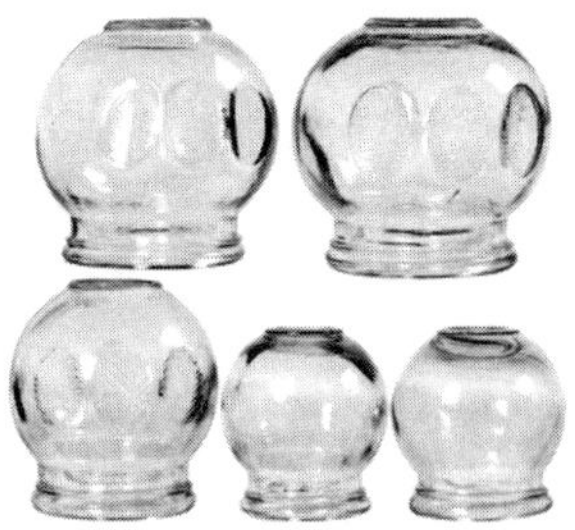 | 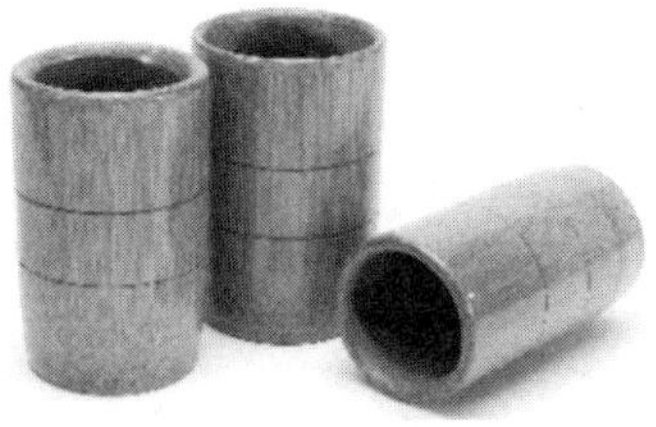 | 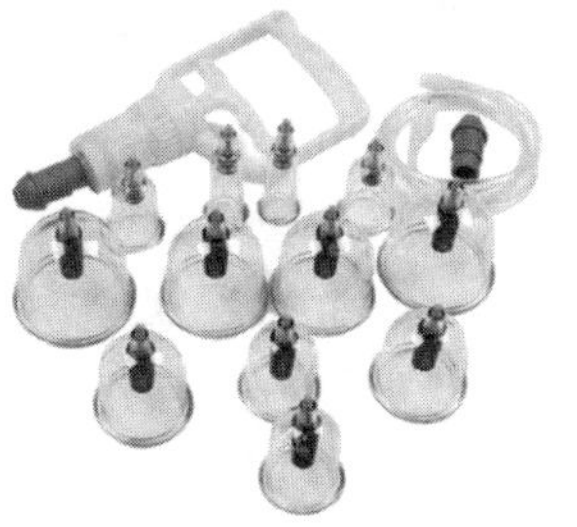 |

2. 实训物品准备

(1) 拔罐用具：不同种类、规格的罐具，95%酒精，打火机，介质，止血钳及其他拔罐相关物品。见图 3-1-2。

(2) 消毒用具：75%酒精、碘伏、消毒干棉球、泡镊桶、镊子、弯盘。见图 3-1-3。

(3) 清理工具：污物桶。

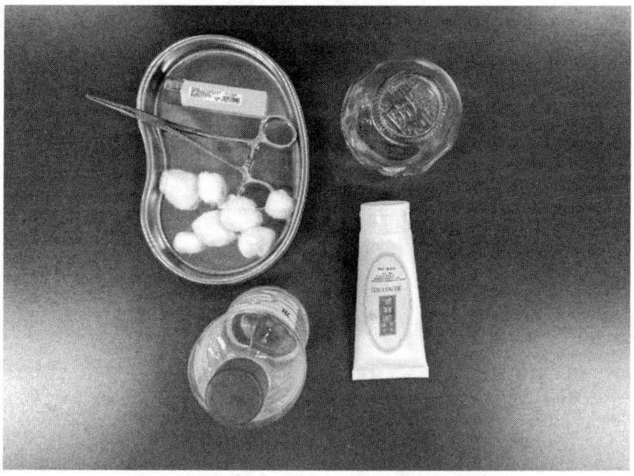

图 3-1-2　拔罐用具

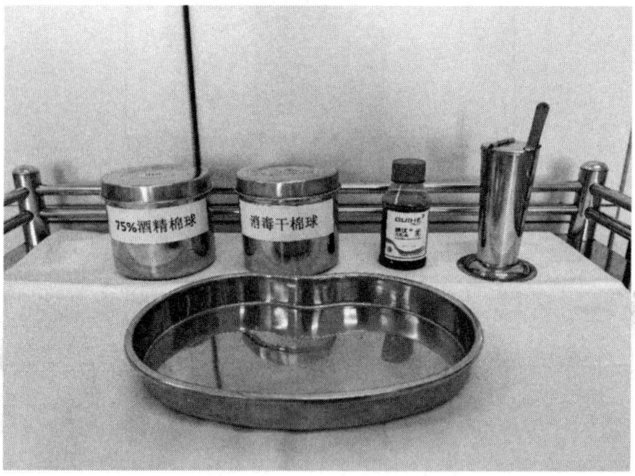


图 3-1-3　消毒用具

### （二）体位准备

体位选择的原则：患者舒适自然，能持久留罐；医生能正确取穴，操作方便。

### （三）术前沟通

1. 告知患者（模特）操作内容及可能出现的感受，消除患者（模特）的紧张心理；告知患者（模特）施术过程中需要配合的事项。

2. 告知患者（模特）如出现不适，须立即告知医生（施术者）。

## 二、施术环节

### （一）拔罐方法

1. 火罐法（以闪火法为例）

操作要点：用止血钳夹95%酒精棉球，酒精量不可过多，点燃棉球后在罐内中段绕1～2圈后抽出，迅速将罐扣在应拔的部位上，即可吸附。

**表 3－1－3　火罐法（闪火法）**

| 闪火法视频 |
| --- |
| |

2. 抽气法

操作要点：抽气法先将抽气罐的罐口紧扣在应拔部位，然后利用抽气筒从抽气罐橡皮活塞处抽出罐内空气，使之产生负压，即可吸住。

**表 3－1－4　抽气法**

| 抽气法视频 |
| --- |
| |

### （二）起罐方法

医者应动作轻柔、协调，双手配合。

操作要点：用一手拿住罐体，另一手将罐口边缘的皮肤轻轻按下，或将罐特制的抽气阀拉起，待空气缓缓进入罐内后，即可将罐取下。切不可硬拔，以免损伤皮肤。

表 3-1-5　起罐方法

| 起罐法视频 |
| --- |
| |

### （三）拔罐法的运用

1. 多罐：即多个罐具并用

操作要点：用闪火法将数个罐具依次整齐吸拔在皮肤上，罐具底部不可距离较近，避免拉扯皮肤引起疼痛。一般在面积较大的部位操作。

2. 闪罐：即闪火法的多次重复操作

操作要点：用闪火法将玻璃罐吸附于应拔部位，立即起下，再拔再起，如此反复多次，直至皮肤潮红为度。

3. 走罐：即将罐具在皮肤上往返移动

操作要点：选用口径较大，罐口平滑的罐子(最好用玻璃罐)，先在所拔部位的皮肤涂适量凡士林等润滑剂，将罐拔上后，用手握住罐底，稍倾斜，即后半边着力，前半边略提起，慢慢向前推动，这样在皮肤表面上下或左右或循经，来回推拉移动数次，至皮肤潮红为度。

表 3-1-6　拔罐法运用操作

| 闪罐视频 | 走罐视频 |
| --- | --- |
| | |

## 三、整理环节

### （一）污物处理

1. 使用后的罐具清洁后收纳整理。
2. 其他使用后的废弃物品统一投放至污物桶中。

### （二）健康宣教

嘱患者注意拔罐部位的清洁护理，注意防寒保暖，避免冲洗凉水。

（施巧云　李涛）

## 实训评价

<table>
<tr><td>小组</td><td colspan="2"></td><td>姓名</td><td></td></tr>
<tr><td>实训项目</td><td colspan="4"></td></tr>
<tr><th>环节</th><th colspan="2">记录</th><th>分值</th><th>得分</th></tr>
<tr><td rowspan="3">准备</td><td colspan="2">(1) 各类物品齐备，罐具干净无破损</td><td>5</td><td></td></tr>
<tr><td colspan="2">(2) 根据所选腧穴，准备正确的体位，符合体位选择的原则，暴露施术部位皮肤，做好保暖</td><td>5</td><td></td></tr>
<tr><td colspan="2">(3) 能耐心向患者沟通拔罐操作的常见感受，消除患者的紧张心理</td><td>5</td><td></td></tr>
<tr><td rowspan="3">施术</td><td colspan="2">(1) 根据施术部位选择合适的罐具，检查罐口是否光滑，有无裂缝，酒精量不可过多，避免滴洒，点燃后在罐内中段绕1～2圈后抽出，迅速将罐扣在应拔的部位上，吸拔力度适宜。随时关注患者状态，检查施术部位皮肤变化，以皮肤紫红为度</td><td>40</td><td></td></tr>
<tr><td colspan="2">(2) 起罐操作轻柔，扶好罐具，不可生拉硬拽</td><td>10</td><td></td></tr>
<tr><td colspan="2">(3) 多罐操作罐具之间距离适中；闪罐操作注意关注罐口温度，避免烫伤患者；走罐时部位选择恰当，介质涂抹均匀，操作流畅，不可在皮肤上强行走罐</td><td>25</td><td></td></tr>
<tr><td rowspan="2">整理</td><td colspan="2">(1) 将罐具清洗后收纳，其他污物放置在正确的污物桶中</td><td>5</td><td></td></tr>
<tr><td colspan="2">(2) 向患者宣教拔罐后的注意事项</td><td>5</td><td></td></tr>
<tr><td colspan="3">总分</td><td>100</td><td></td></tr>
<tr><td>小组评价</td><td colspan="4"></td></tr>
<tr><td>教师评价</td><td colspan="4"></td></tr>
</table>

我的心得

# 任务二　刮痧法

**学习目标**

1. 知识目标：能够完整列举刮痧法的所需物品；能够根据患者的情况选择合适的刮痧器具与介质。

2. 能力目标：能够独立准备刮痧法的用具；能够熟练完成人体不同部位的刮痧操作；能够正确处理刮痧产生的废弃物。

3. 素质目标：在准备工作中锻炼细致严谨的职业态度、无菌意识、规范意识。



## 典型任务

对接针灸医师刮痧工作流程。

## 实训重难点

1. 实训重点：能够熟练叙述工作流程与详细步骤；实训中严格遵守操作规范。
2. 实训难点：能够熟练完成不同部位的刮痧操作。

## 实训内容

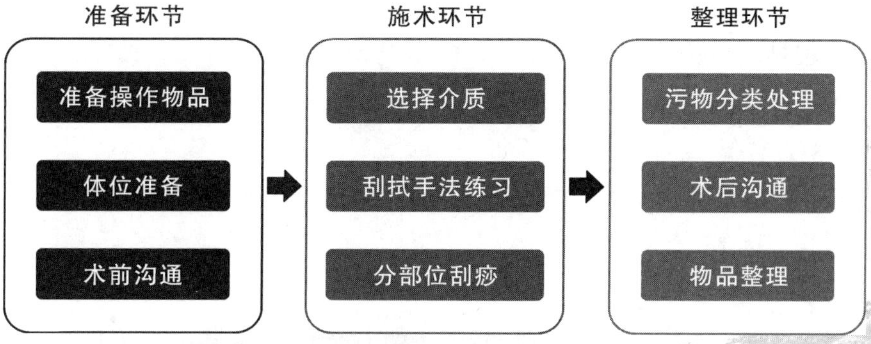


图 3-2-1　工作流程

表 3-2-1　实训内容和对应知识点

| 实训内容 | 对应知识点 |
|---|---|
| 明确工作流程 | 程序性知识：临床工作流程 |
| 体位准备 | 陈述性知识：体位准备的原则 |
| 清洁消毒 | （1）技能性知识：无菌操作技能；<br>（2）职业素养：无菌观念 |
| ▲ 刮拭手法 | （1）陈述性知识：刮痧顺序、刮痧方向；<br>（2）技能性知识：不同刮痧手法与分部位刮痧技能 |
| ▲ 人体分部位刮痧 | |
| 术前、术后沟通 | 职业素养：仁心仁术、爱患如亲的职业道德 |

▲ 为本次任务技能实训重点。

## 一、准备环节

### （一）物品准备

1. 刮痧用具：不同规格的刮痧器具、刮痧介质。见图 3-2-2。

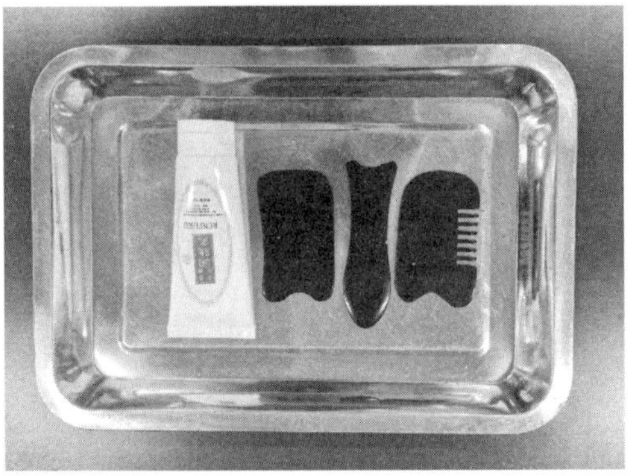

图 3-2-2　刮痧用具

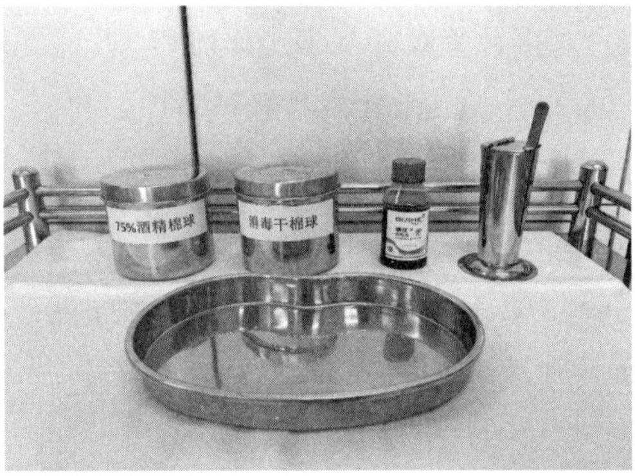



图 3-2-3　消毒用具

2. 消毒用具：75%酒精、碘伏、消毒干棉球、泡镊桶、镊子、弯盘。见图 3-2-3。

3. 清理工具：污物桶。

### （二）体位准备

1. 体位选择的原则：患者舒适自然，能持久配合刮痧；医生操作方便。

2. 临床常用体位

（1）卧位

① 仰卧位：患者身体平卧于床，头面、胸腹朝上，医者立于患者侧面或头顶部进行操作，适于头面部、胸腹部以及及上、下肢内侧面和前面的刮拭。

② 俯卧位：患者身体俯伏于床，头面、胸腹朝下，医者立于患者侧面或头顶部进行操作，适于项部、背部、腰骶部、下肢后侧部的刮拭。

③ 侧卧位：患者身体一侧着床，头面、胸腹朝向一侧，两膝微屈，医者立于患者侧面进行操作，适于侧头、面颊、耳部、侧胸和下肢外侧面的刮拭。

（2）坐位

① 仰靠坐位：患者正坐，仰面靠于椅背，医者立于患者对面或侧面进行操作，适于头面部、胸部以及上、下肢内侧面和前面的刮拭。

② 俯伏坐位：患者正坐，两臂屈伏于案上，头部前倾或伏于臂上，面部朝下，医着立于患者臂后或侧面进行操作，适于头部、颈部、背部及上、下肢外侧面的刮拭。

### （三）术前沟通

1. 告知患者（模特）操作内容及可能出现的感受，消除患者（模特）的紧张心理；告知患者（模特）施术过程中需要配合的事项。

2. 告知患者（模特）如出现不适，须立即告知医生（施术者）。

## 二、施术环节

### （一）刮痧部位与介质选择

1. 暴露待刮部位

让患者充分暴露待刮部位，适当清洁皮肤，查看有无不适宜刮痧的情况，将先刮部位暴露，其他部位可用布单、毛毯遮盖，以防受凉。

2. 涂抹刮痧介质

在刮拭部位的皮肤上涂抹相应的刮痧介质，一次用量不必太多，可随刮随涂，避免四处流淌，污染衣物。

梳刮法、点压法、按揉法可无需涂抹介质。

### （二）刮拭手法

1. 摩擦法：将刮痧板与皮肤直接紧贴，或隔衣布进行有规律的旋转移动，或直线式往返移动，使皮肤产生热感。此法宜用于麻木、发凉或绵绵隐痛的部位，如肩胛内侧、腰部和腹部；也可用于刮痧前，使患者放松。

2. 梳刮法：使用刮痧板或刮痧梳从前额发际处及双侧太阳穴处向后发际处作有规律的单方向刮拭，刮痧板或刮痧梳与头皮成45°，动作宜轻柔和缓，如梳头状，故名梳刮法。此法宜用于头痛、头晕、疲劳、失眠和精神紧张等病证。

3. 点压法：用刮痧板的边角直接点压穴位，力量逐渐加重，以患者能承受为度，保持数秒后快速抬起，重复操作5～10次。此法宜用于肌肉丰满处的穴位，或刮痧力量不能深达，或不宜直接刮拭的骨骼关节凹陷部位，如环跳、委中、犊鼻、水沟和背部脊柱棘突之间等。

4. 按揉法：刮痧板在体表经络穴位处进行点压按揉，点下后作往返来回或顺逆旋转。操作时刮痧板应紧贴皮肤而不移动，每分钟按揉50～100次。此法宜用于太阳、曲池、足三里、内关、太冲、涌泉、三阴交等穴位。

5. 角刮法：使用角形刮痧板或使刮痧板的棱角接触皮肤，与体表成45°，自上而下或由里向外刮拭。手法要灵活，不宜生硬，避免用力过猛而损伤皮肤。此法宜用于四肢关节、脊柱双侧经筋部位、骨突周围、肩部穴位，如风池、内关、合谷、中府等。

6. 边刮法：将刮痧板的长条棱边与体表接触成45°进行刮拭，此法宜用于对大面积部位的刮拭，如背部和下肢等。

### （三）不同部位刮痧

1. 头颈部的刮拭

（1）刮拭头部两侧：从头两侧的太阳穴开始至风池穴刮拭。

（2）刮拭前头部：从头顶向前刮拭，主要刮拭督脉、膀胱经、胆经。

（3）刮拭后头部：从头顶向后刮拭，主要刮拭督脉、膀胱经、胆经。

（4）刮拭全头部：以头顶的百会穴为中心呈放射状向全头部刮拭。

（5）刮拭前额部：先刮拭前发际正中至眉毛之间即印堂穴处，再由前额正中分开，分别由内向外刮拭两侧。刮拭线经过印堂、攒竹、鱼腰、丝竹空等穴位。

（6）刮拭两颧部：从承泣至巨髎，迎香至耳门、听宫等的区域，分别自内向外刮拭，刮拭线经过承泣、四白、颧髎、巨髎、下关、耳门、听宫、听会等穴位。

（7）刮拭下颌部：以承浆穴为中心，分别自内向外刮拭。刮拭线经过承浆、地仓、大迎、颊车等穴位。

2. 躯干部的刮拭

（1）刮拭背部正中：刮拭督脉经。刮拭线从大椎穴至长强穴，从上向下刮拭，因刮拭线较长，可以分段刮拭。

（2）刮拭背部两侧：主要刮拭背腰部足太阳膀胱经的循行路线。刮拭线即后正中线旁开1.5寸及3寸的位置，从上向下刮拭。

（3）刮拭胸部正中：即任脉经在胸部的循行路线。刮拭线从天突穴经膻中至鸠尾穴，从上向下刮拭。

（4）刮拭胸部两侧：刮拭线从前正中线自内向外刮拭。

（5）刮拭腹部正中：即任脉经在腹部的循行路线。刮拭线从鸠尾穴至水分穴，从阴交穴至曲骨穴，从上向下刮拭。腹部柔软，可嘱患者腹部微微用力，便于刮拭。

（6）刮拭腹部两侧：主要刮拭腹部足少阴肾经、足阳明胃经、足太阴脾经的循行路线，即前正中线旁开0.5寸、2寸、4寸的位置。从上向下刮拭。

3. 四肢部的刮拭

（1）刮拭上肢：主要刮拭手三阴经、手三阳经的循行路线，从上向下刮拭。

（2）刮拭下肢：主要刮拭足三阴经、足三阳经的循行路线，从上向下刮拭。

（3）刮拭膝关节：先用刮板的棱角点按刮拭内外膝眼，自里向外，刮拭方法最好是先点按，然后向外刮出。膝关节前后内外，分别从上至下依次刮拭。

表 3-2-2　头颈部刮痧视频

| 前头部 | 后头部 | 前额部 | 侧头部 | 颧部 | 下颌部 |
|---|---|---|---|---|---|
| | | | | | |

表 3-2-3　躯干部刮痧视频

| 背部两侧 | 背部正中 | 腹部两侧 | 腹部正中 | 胸部两侧 | 胸部正中 |
|---|---|---|---|---|---|
| | | | | | |

表 3-2-4　四肢部刮痧视频

| 上肢部 | 下肢部 | 膝部 |
|---|---|---|
| | | |

## 三、整理环节

### （一）污物处理

1. 使用后的刮痧器具统一清洁消毒。
2. 其他使用后的物品统一投放至普通污物桶中。

### （二）健康宣教

嘱患者注意刮痧部位的清洁护理，避风寒，4 小时内不可接触冷水。

（鲁静　李涛）

## 实训评价

| 小组 | | 姓名 | |
|---|---|---|---|
| 实训项目 | | | |

| 环节 | 记录 | 分值 | 得分 |
|---|---|---|---|
| 准备 | (1) 各类物品齐备 | 5 | |
| | (2) 根据所选部位,准备正确的体位,符合体位选择的原则 | 5 | |
| | (3) 能耐心向患者沟通刮痧操作的常见感受,消除患者的紧张心理 | 5 | |
| | (4) 根据刮痧部位充分暴露、清洁皮肤,评估皮肤情况;选择并涂抹相应的刮痧介质 | 5 | |
| 施术 | (1) 熟练、准确掌握不同刮拭手法(摩擦、梳刮、点压、按揉、角刮、边刮)的操作要领,动作规范 | 30 | |
| | (2) 以头部、颈部、背部(胸椎部、腰椎部、骶椎部)、胸部、腹部、上肢(内侧、外侧)、下肢(内侧、外侧、后侧)为顺序进行刮拭,掌握先上后下、先内后外的原则。刮拭过程中,注意观察皮肤的状态,不可造成皮肤破损,注重人文关怀 | 40 | |
| 整理 | (1) 将器具清洁后收纳,其他污物放置在正确的污物桶中 | 5 | |
| | (2) 向患者宣教刮痧后的注意事项 | 5 | |
| 总分 | | 100 | |
| 小组评价 | | | |
| 教师评价 | | | |

我的心得

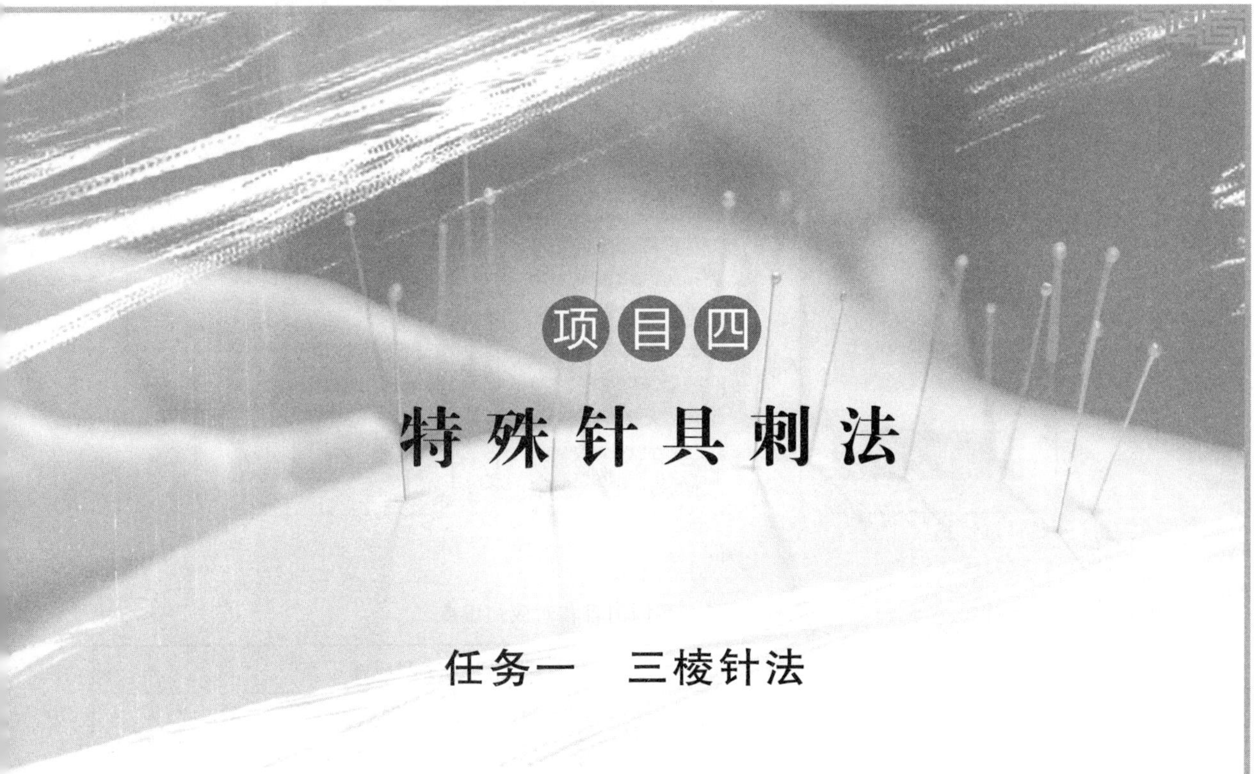

# 项目四 特殊针具刺法

## 任务一 三棱针法

**学习目标**

1. 知识目标：能够完整列举三棱针法的所需物品；能够根据患者的情况选择合适的针具。

2. 能力目标：能够独立准备三棱针法的用具；能够熟练准确对针具、医者手部、患者腧穴或体表特定部位进行消毒；能够正确处理针刺产生的废弃物。

3. 素质目标：在准备工作中锻炼细致严谨的职业态度、无菌意识、规范意识。

### 典型任务

对接针灸医师针灸工作的准备与清理工作。

### 实训重难点

1. 实训重点：能够熟练叙述工作流程与详细步骤；实训中严格遵守操作规范。
2. 实训难点：刺络法。

## 实训内容

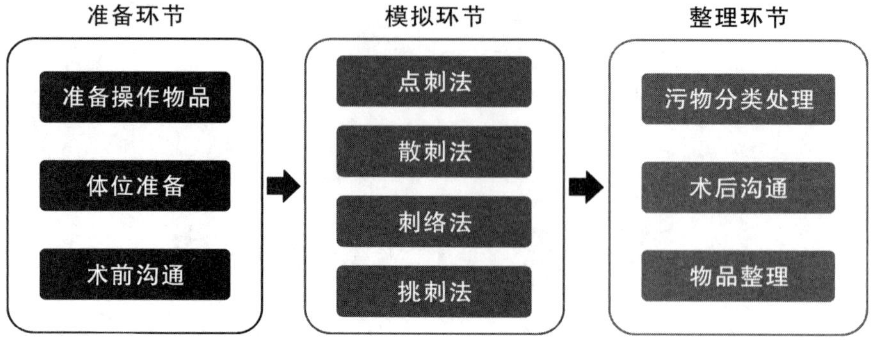


图 4-1-1　工作流程

表 4-1-1　实训内容和对应知识点

| 实训内容 | 对应知识点 |
| --- | --- |
| 明确工作流程 | 程序性知识：临床工作流程、技能竞赛程序 |
| 体位准备 | 陈述性知识：体位准备的原则 |
| 清洁消毒、揣穴 | (1) 技能性知识：无菌操作技能；<br>(2) 职业素养：无菌观念 |
| ▲ 点刺法、散刺法：点刺法、散刺法由教师先在人体上示范操作，学生先在人体模型上练习，待手法熟练后再互相在人体上操作 | (1) 陈述性知识：不同方法的适用范围、操作部位；<br>(2) 技能性知识：点刺法、散刺法、刺络法、挑刺法的操作技能 |
| 刺络法、挑刺法：在模型上完成练习 | |
| 术前、术后沟通 | 职业素养：仁心仁术、爱患如亲的职业道德 |

▲ 为本次任务技能实训重点。

# 一、准备环节

## （一）物品准备

1. 针刺用具：不同规格的三棱针、橡皮管、无菌纱布、针灸模型。见图 4-1-2。

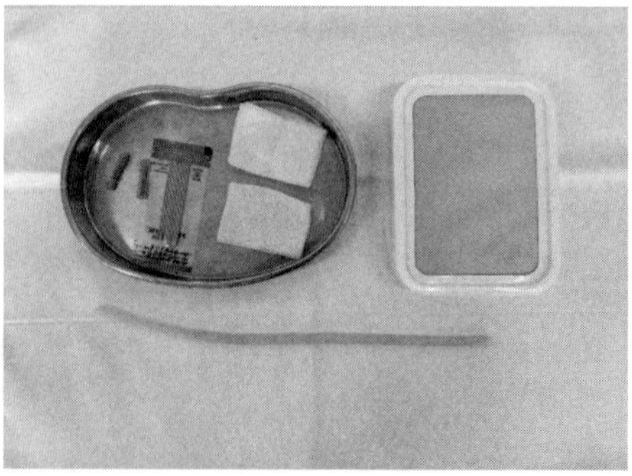

图 4-1-2　针刺用具

2. 消毒用具：75%酒精、碘伏、消毒干棉球、泡镊桶、镊子、弯盘。

3. 清理工具：锐器桶、污物桶。

### （二）体位准备

体位选择的原则：患者舒适自然；医生能正确取穴，操作方便。

### （三）术前沟通

1. 告知患者（模特）操作内容及可能出现的感受，消除患者（模特）的紧张心理；告知患者（模特）施术过程中需要配合的事项。

2. 告知患者（模特）如出现不适，须立即告知医生（施术者）。

## 二、施术环节

### （一）点刺法

1. 动作要领

先在针刺部位上下用左手推按，使血液积聚于腧穴处，常规消毒后，左手拇、食指捏紧应刺部位并暴露穴位，右手持针对准腧穴快速刺入 1～2 分深，迅速出针。再轻轻挤压针孔周围，使出血数滴，然后用消毒干棉球按压针孔止血。

2. 具体要求

（1）取穴要按腧穴定位标准规范操作。

（2）点刺动作要快、准、稳。

**表 4-1-2　点刺法**

| 点刺法操作视频 |
|---|
| |

### （二）散刺法

1. 动作要领

在操作部位严格消毒后，局部由病变外缘环形向中心点刺 10～20 针以上，刺完用消毒干棉球擦拭局部，并覆盖消毒纱布。

2. 具体要求

动作轻快连贯，减少针刺时疼痛感。

表 4-1-3 散刺法

| 散刺法操作视频 |
| --- |
| |

### （三）刺络法

1. 动作要领

先用橡皮管结扎于针刺部位上端（近心端），然后迅速消毒，用左手拇指按压在被刺部位下端，右手持三棱针对准被刺部位静脉，迅速刺入脉中 0.5～1 分深，然后出针，使其流出少量血液，出血停止后，以消毒棉球按压针孔。

2. 静脉定位技巧

刺入的静脉可用眼察法，以颜色较深者为宜；亦可用手指在体表局部来回循按，找出指下血管应指感。

表 4-1-4 刺络法

| 刺络法操作视频 |
| --- |
| |

### （四）挑刺法

1. 动作要领

施术部位严格消毒后，左手捏起施术部位皮肤，右手持针先横刺进入皮肤，挑破皮肤约 0.2～0.3 厘米，再将针深入皮下，挑断皮下白色纤维组织，以挑尽为止。术后以碘伏消毒，敷上无菌纱布，用胶布固定。

2. 具体要求

手法要轻、稳、准；刺入深度不宜过深，可采取逐步深入法，以挑到白色纤维组织为止。

表 4-1-5 挑刺法

| 挑刺法操作视频 |
| --- |
| |

## 三、整理环节

### （一）污物处理

1. 使用后的针具按照损伤性废物处理标准投放至利器盒中。
2. 被血液、体液等污染的棉球放入黄色医疗废物垃圾袋。
3. 其他使用后的物品统一投放至普通污物桶中。

### （二）健康宣教

1. 嘱患者注意针刺部位的清洁护理。
2. 嘱患者与疾病相关的其他注意事项。

### 拓展阅读

#### 放血新器具

除传统的三棱针具外，临床上还可以用一次性采血针、一次性注射针头、一次性输液针头代替，现出现刺血笔，适配1支到数支不等数量的针头。其较传统三棱针，应用起来更加简单，痛感减轻、针刺深度可调节。三头刺血笔见图4-1-3。

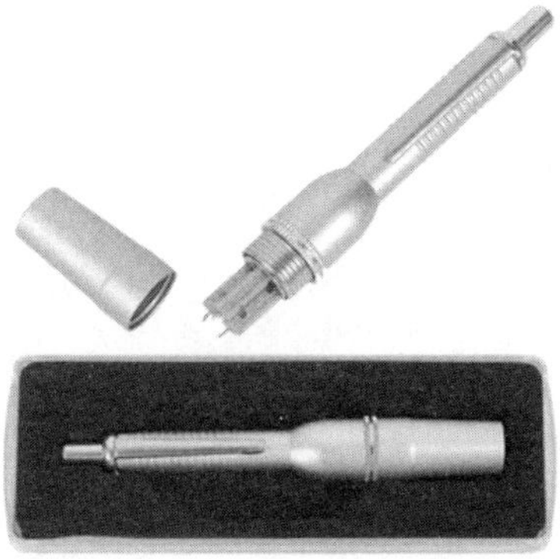

图4-1-3　三头刺血笔

（张悦　荣卉）

## 实训评价

| 小组 | | 姓名 | |
|---|---|---|---|
| 实训项目 | | | |

| 环节 | 记录 | 分值 | 得分 |
|---|---|---|---|
| 准备 | (1) 各类物品齐备 | 5 | |
| | (2) 根据所选腧穴，准备正确的体位，符合体位选择的原则 | 5 | |
| | (3) 能耐心向患者沟通针刺操作的常见感受，消除患者的紧张心理 | 5 | |
| 施术 | (1) 每种刺法操作前必须严格消毒，点刺法操作前注意推挤腧穴使其充血。点刺：持针对准腧穴快速刺入1～2分深，迅速出针。再轻轻挤压针孔周围，使出血数滴，然后用消毒干棉球按压针孔止血。动作要求快、准、稳 | 30 | |
| | (2) 散刺法：局部由病变外缘环形向中心点刺10～20针以上，刺完用消毒干棉球擦拭局部。动作轻快连贯，减少针刺时疼痛感 | 30 | |
| | (3) 所有方法操作步骤准确，全神贯注、注意观察患者反应，以防晕针 | 15 | |
| 整理 | (1) 将针具及其他污物放置在正确的污物桶中 | 5 | |
| | (2) 向患者宣教针刺后的注意事项，注意局部清洁 | 5 | |
| 总分 | | 100 | |
| 小组评价 | | | |
| 教师评价 | | | |

我的心得

# 任务二　皮肤针法

**学习目标**

1. 知识目标：能够完整列举皮肤针法所需物品；熟悉皮肤针的针具特点。

2. 能力目标：能够独立准备皮肤针法的用具；能够熟练准确地对针具、医者手部、患者皮肤进行消毒；能够掌握皮肤针叩刺法的具体操作；能够正确处理针刺产生的废弃物。

3. 素质目标：在准备工作中锻炼细致严谨的职业态度、无菌意识、规范意识。



## 典型任务

对接针灸医师皮肤针工作的准备与清理工作。

## 实训重难点

1. 实训重点：能够熟练叙述工作流程与详细步骤；实训中严格遵守操作规范。
2. 实训难点：能够熟练运用皮肤针具对患者皮肤施以弱、中、强三种强度刺激。

## 实训内容

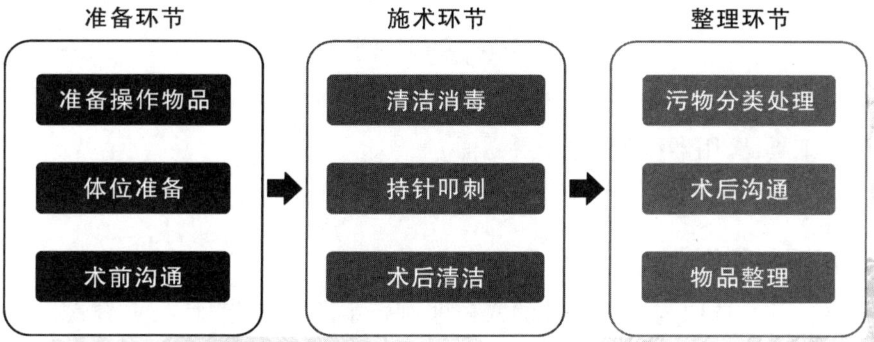


图 4-2-1　工作流程

**表 4-2-1　实训内容和对应知识点**

| 实训内容 | 对应知识点 |
| --- | --- |
| 明确工作流程 | 程序性知识:临床工作流程、技能竞赛程序 |
| 体位准备 | 陈述性知识:体位准备的原则 |
| 清洁消毒 | (1) 技能性知识:无菌操作技能;<br>(2) 职业素养:无菌观念 |
| ▲ 持针叩刺、叩刺强度 | (1) 技能性知识:根据不同的叩刺强度,把握叩刺的力度、时间;<br>(2) 陈述性知识:弱、中、强三种刺激强度的区别 |
| 术前、术后沟通 | 职业素养:仁心仁术、爱患如亲的职业道德 |

▲ 为本次任务技能实训重点。

# 一、准备环节

## (一) 物品准备

1. 针刺用具:皮肤针、练针盒。见图 4-2-2。

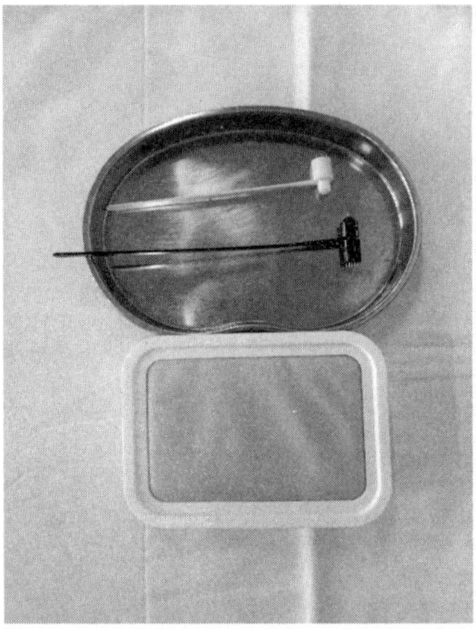

**图 4-2-2　针刺用具**

2. 消毒用具:75%酒精、碘伏、消毒干棉球、泡镊桶、镊子、弯盘。

3. 清理工具:医用器械消毒盒、污物桶。

## (二) 体位准备

1. 常用叩刺部位

(1) 穴位叩刺:选取与疾病相关的穴位叩刺。主要用于背俞穴、夹脊穴、某些特定穴或阳性反应点。

(2) 局部叩刺:选取病变局部叩刺。

(3) 循经叩刺:沿着与疾病有关的经脉循行路线叩刺。主要用于项、背、腰、骶部的督脉和足太阳膀胱经,其次是四肢肘、膝关节以下的三阴经、三阳经。

2. 体位选择原则：患者舒适自然，医生操作方便。

### （三）术前沟通

1. 告知患者（模特）操作内容及可能出现的感受，消除患者（模特）的紧张心理；告知患者（模特）施术过程中需要配合的事项。

2. 告知患者（模特）如出现不适，须立即告知医生（施术者）。

## 二、操作环节

### （一）持针姿势练习

1. 软柄皮肤针：将针柄末端置于掌心，拇指居上，食指居下，其余手指呈握拳状握住针柄末端。

2. 硬柄皮肤针：用拇指和中指夹持针柄两侧，食指置于针柄中段的上面，无名指和小指将针柄末端固定于大小鱼际之间。

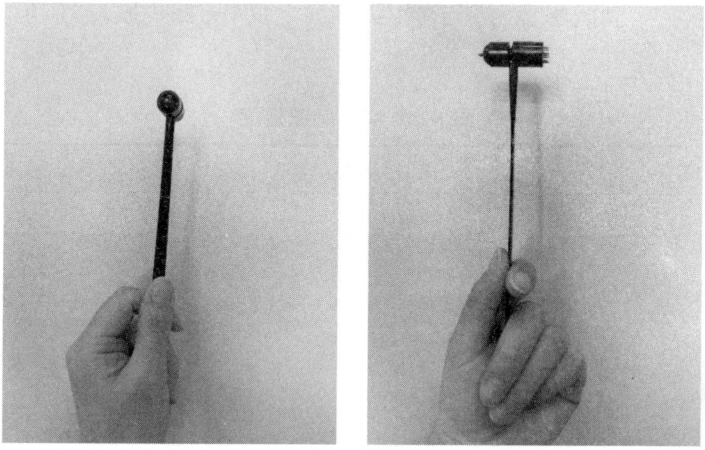

图 4-2-3　软柄皮肤针持针姿势

### （二）消毒清洁

1. 针具消毒

皮肤针常用消毒方法包括：高压蒸汽灭菌法、药物浸泡消毒法、煮沸消毒法。

2. 医者手部消毒

先用清水洗净双手，再用75%的酒精棉球或0.5%的碘伏棉球涂擦消毒。

3. 患者皮肤消毒

在所选定的穴位皮肤上用75%的酒精棉球或0.5%的碘伏棉球擦拭消毒。擦拭时应从穴位中心向外周作环形消毒。穴位皮肤消毒后，必须避免接触污物，防止重新污染。

### （三）叩刺方法

1. 动作要领

将针具及皮肤消毒后，针尖对准叩刺部位，使用手腕之力，将针尖垂直叩打在皮肤上，并立刻弹起，反复进行，叩刺的速度要一致，密度要均匀。

表 4－2－2　叩刺方法

| 皮肤针叩刺方法 |
| --- |
| |

2. 刺激强度

学生选择适当部位进行皮肤针叩刺练习，动作熟练后，再按轻、中、重不同刺激强度加以练习。

操作要点：(1) 弱刺激用腕力较小，针尖接触皮肤时间较短，局部皮肤略有潮红，患者无疼痛感觉；(2) 强刺激用腕力较大，针尖接触皮肤时间稍长，局部皮肤可见隐隐出血，患者有疼痛感觉；(3) 中刺激用腕力介于弱、强刺激之间，局部皮肤潮红，但无渗血，患者稍觉疼痛。

表 4－2－3　刺激强度

| 弱刺激 | 中刺激 | 强刺激 |
| --- | --- | --- |
| 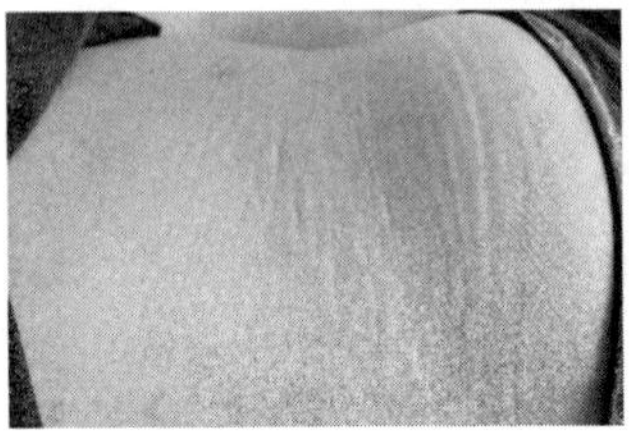 | 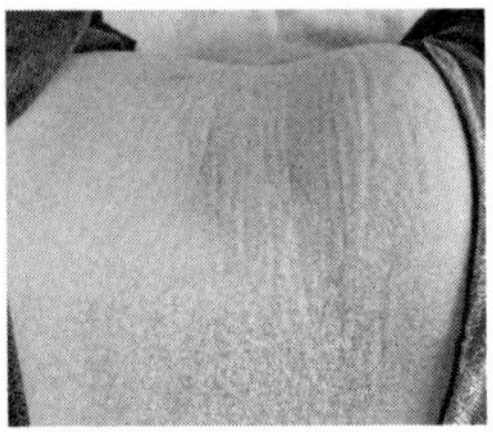 | 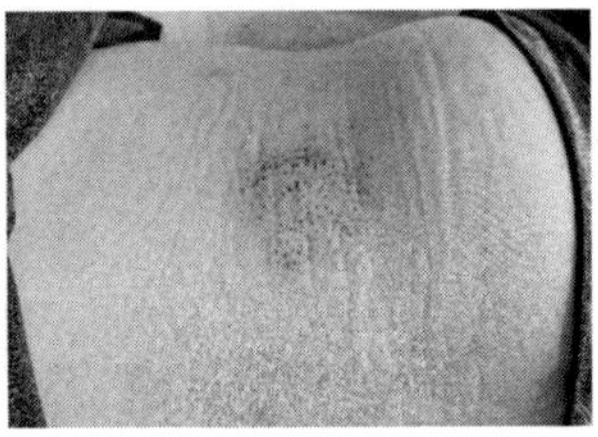 |

## 三、整理环节

### （一）污物处理

1. 使用后的针具按照废物处理标准投放至利器盒中。
2. 被血液、体液等污染的棉球放入黄色医疗废物垃圾袋。
3. 其他使用后的物品统一投放至普通污物桶中。

### （二）健康宣教

1. 嘱患者注意针刺部位的清洁护理。
2. 嘱患者与疾病相关的其他注意事项。

（张悦　荣卉）

## 实训评价

| 小组 | | 姓名 | |
|---|---|---|---|
| 实训项目 | | | |

| 环节 | 记录 | 分值 | 得分 |
|---|---|---|---|
| 准备 | (1) 各类物品齐备 | 5 | |
| | (2) 根据叩刺部位,准备正确的体位,符合体位选择的原则 | 5 | |
| | (3) 能耐心向患者沟通皮肤针操作的常见感受,消除患者的紧张心理 | 5 | |
| 施术 | (1) 选择75%的酒精棉球对医者手部擦拭消毒,选择75%的酒精棉球或0.5%碘伏棉球对患者腧穴由内向外进行消毒,消毒动作熟练,方向正确 | 5 | |
| | (2) 正确持针,叩刺动作熟练,且速度一致、频率均匀,能够运用皮肤针具对患者皮肤施以弱、中、强三种强度刺激 | 25 | |
| | (3) 弱刺激用腕力较小,针尖接触皮肤时间较短,局部皮肤略有潮红,患者无疼痛感觉 | 15 | |
| | (4) 强刺激用腕力较大,针尖接触皮肤时间稍长,局部皮肤可见隐隐出血,患者有疼痛感觉 | 15 | |
| | (5) 中刺激用腕力介于弱、强刺激之间,局部皮肤潮红,但无渗血,患者稍觉疼痛 | 15 | |
| 整理 | (1) 将针具及其他污物放置在正确的污物桶中 | 5 | |
| | (2) 向患者宣教针刺后的注意事项 | 5 | |
| 总分 | | 100 | |
| 小组评价 | | | |
| 教师评价 | | | |

我的心得

# 任务三　皮内针法

**学习目标**

1. 知识目标：能够完整列举皮内针刺法的所需物品；能够根据患者的情况选择合适的针具。

2. 能力目标：能够独立准备皮内针法的用具；能够熟练准确地对针具、医者手部、患者腧穴进行消毒；能够熟练进行皮内针操作；能够正确处理针刺产生的废弃物。

3. 素质目标：在准备工作中锻炼细致严谨的职业态度、无菌意识、规范意识。



## 典型任务

对接针灸医师皮内针应用的准备、操作与清理工作。

## 实训重难点

1. 实训重点：能够熟练叙述工作流程与详细步骤；实训中严格遵守操作规范。
2. 实训难点：能够熟练操作不同的皮内针操作方法。

## 实训内容

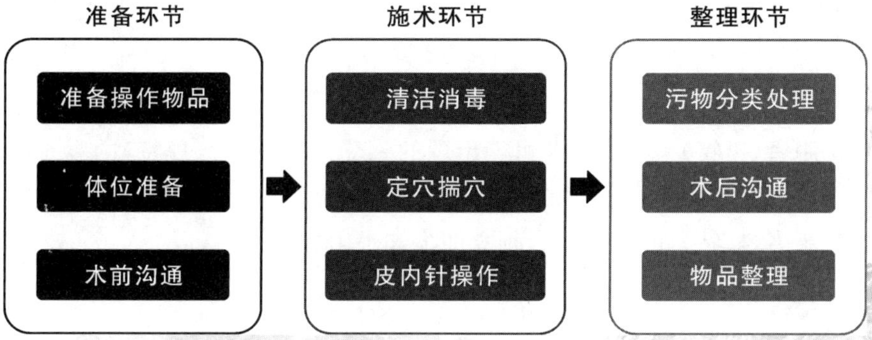


**图 4-3-1　工作流程**

表 4-3-1　实训内容和对应知识点

| 实训内容 | 对应知识点 |
| --- | --- |
| 明确工作流程 | 程序性知识：临床工作流程、技能竞赛程序 |
| 体位准备 | 陈述性知识：体位准备的原则 |
| 清洁消毒、定穴揣穴 | (1) 技能性知识：无菌操作技能、定穴与揣穴技能；<br>(2) 职业素养：无菌观念 |
| ▲ 皮内针操作 | 技能性知识：皮内针进针、固定、出针技能 |
| 术前、术后沟通 | 职业素养：仁心仁术、爱患如亲的职业道德 |

▲ 为本次任务技能实训重点。

## 一、准备环节

### （一）物品准备

表 4-3-2　物品种类

| 针刺用具 | 消毒用具 | 清理工具 |
| --- | --- | --- |
| 皮内针 | (1) 75%酒精、碘伏、消毒干棉球；<br>(2) 泡镊桶、镊子、弯盘 | (1) 锐器桶；<br>(2) 污物桶 |
| 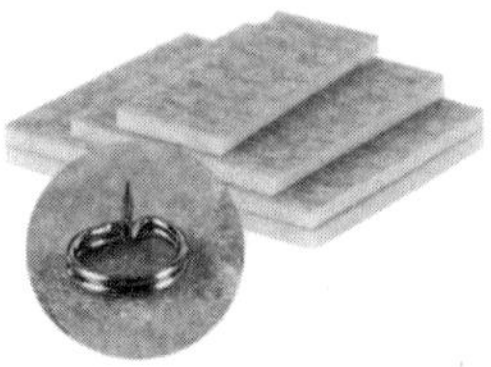 | 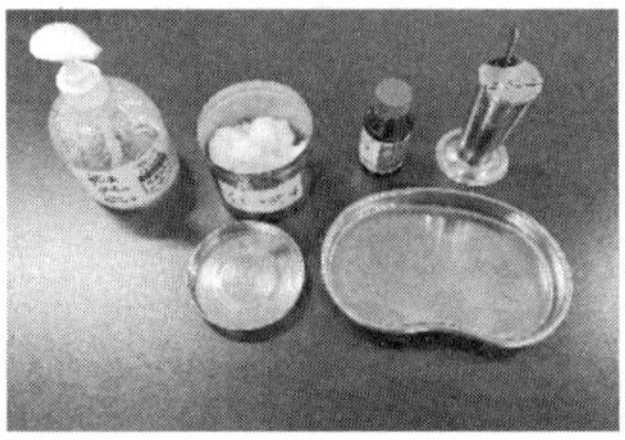 | 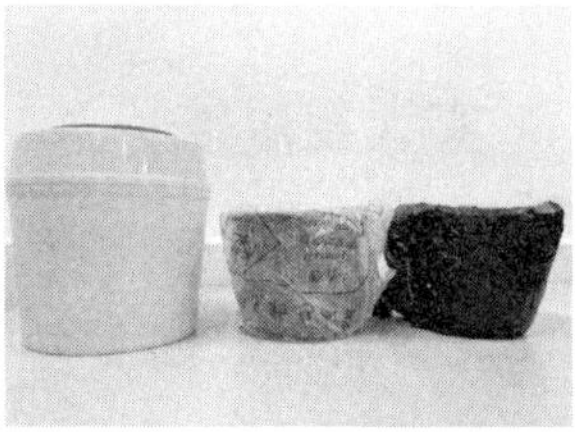 |

### （二）体位准备

体位选择的原则：患者舒适自然，能持久留针；医生能正确取穴，操作方便。皮内针操作以仰卧位或坐位为主。

### （三）术前沟通

1. 告知患者（模特）操作内容及可能出现的感受，消除患者（模特）的紧张心理；告知患者（模特）施术过程中需要配合的事项。

2. 告知患者（模特）如出现不适，须立即告知医生（施术者）。

## 二、施术环节

### （一）消毒清洁

1. 针具消毒

(1) 一次性无菌皮内针，无需消毒。

(2) 重复使用的皮内针，常用消毒方法包括：高压蒸汽灭菌法、药物浸泡消毒法、煮沸消毒法。

2. 医者手部消毒

先用清水洗净双手，再用75%的酒精棉球或0.5%的碘伏棉球涂擦消毒。

3. 患者腧穴消毒

在所选定的穴位皮肤上用0.5%的碘伏棉签擦拭消毒。擦拭时应从穴位中心向外周作环形消毒。穴位皮肤消毒后，必须避免接触污物，防止重新污染。

### （二）定穴与揣穴

根据所选腧穴解剖特点，选择正确的定穴与揣穴方法。

### （三）皮内针操作

1. 麦粒型皮内针刺法

动作要领：左手拇、食指将穴拉的皮肤向两侧撑开绷紧，右手用小镊子夹住针柄，针尖对准穴位，将针平刺入皮内0.5～1厘米。针刺入皮内后，露在外面的针身和针柄下的皮肤表面之间，粘贴一小块胶布，再用一块较前稍大的胶布覆盖在针上。

2. 图钉型皮内针刺法

动作要领：以小镊子或持针钳夹住针柄，将针尖对准穴位，轻轻刺入，然后以小方块胶布粘贴固定。另外，也可将针柄放在预先剪好的小方块胶布上粘住，用镊子夹起胶布，针尖对准穴位直刺并按压固定。

**表4-3-3　皮内针操作视频**

| 麦粒型皮内针 | 图钉型皮内针 | 一次性无菌皮内针 |
| --- | --- | --- |
| | | |

## 三、整理环节

### （一）污物处理

使用后的物品统一投放至普通污物桶中。

### （二）健康宣教

1. 嘱患者埋针天数、注意固定埋针部位的清洁护理、埋针期间可以每4小时用手按压1～2分钟，以加强刺激，增强疗效。

2. 嘱患者与疾病相关的其他注意事项。

（蒋莉　荣卉）

## 实训评价

| 小组 | | 姓名 | |
|---|---|---|---|
| 实训项目 | | | |

| 环节 | 记录 | 分值 | 得分 |
|---|---|---|---|
| 准备 | (1) 各类物品齐备 | 5 | |
| | (2) 根据所选腧穴,准备正确的体位,符合体位选择的原则 | 10 | |
| | (3) 能耐心向患者沟通皮内针操作的常见感受,消除患者的紧张心理 | 10 | |
| 施术 | (1) 严格消毒:选择75%的酒精棉球对医者手部擦拭消毒,选择0.5%的碘伏棉球对患者腧穴由内向外进行消毒,消毒动作熟练,方向正确 | 15 | |
| | (2) 腧穴定位准确 | 10 | |
| | (3) 根据腧穴所在部位选择合适的皮内针,针刺深度正确,刺入皮内或皮下,不可过深,操作熟练。麦粒型采用平刺,图针型采用直刺 | 40 | |
| 整理 | (1) 将污物放置在正确的污物桶中 | 5 | |
| | (2) 向患者宣教皮内针埋藏固定后的注意事项 | 5 | |
| 总分 | | 100 | |
| 小组评价 | | | |
| 教师评价 | | | |

我的心得

# 任务四　火针法

**学习目标**

1. 知识目标：能够完整列举火针法所需的物品；能够根据患者的情况选择合适的针具。

2. 能力目标：能够独立准备火针法的用具；能够熟练准确地对针具、医者手部、患者腧穴进行消毒；能够正确处理针刺产生的废弃物。

3. 素质目标：在准备工作中锻炼细致严谨的职业态度、无菌意识、规范意识。

## 典型任务

对接针灸医师火针法工作的准备与清理工作。

## 实训重难点

1. 实训重点：能够熟练叙述工作流程与详细步骤；实训中严格遵守操作规范。
2. 实训难点：能够熟练操作烧针与针刺。

## 实训内容

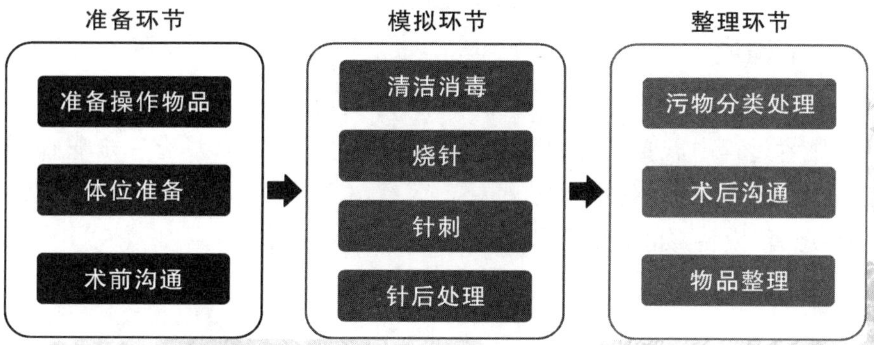


图 4-4-1　工作流程

**表 4－4－1　实训内容和对应知识点**

| 实训内容 | 对应知识点 |
|---|---|
| 明确工作流程 | 程序性知识:临床工作流程、技能竞赛程序 |
| 体位准备 | 陈述性知识:体位准备的原则 |
| 清洁消毒 | (1) 技能性知识:无菌操作技能;<br>(2) 职业素养:无菌观念 |
| ▲ 烧针与针刺 | 技能性知识:根据针刺深度掌握烧针的程度、针刺技能 |
| 术前、术后沟通 | 职业素养:仁心仁术、爱患如亲的职业道德 |

▲ 为本次任务技能实训重点。

# 一、准备环节

## (一) 物品准备

**表 4－4－2　物品种类**

| 针刺用具 | 消毒用具 | 清理工具 |
|---|---|---|
| 不同规格的火针 | (1) 75%酒精、碘伏、消毒干棉球;<br>(2) 泡镊桶、镊子、弯盘 | (1) 锐器桶;<br>(2) 污物桶 |
| 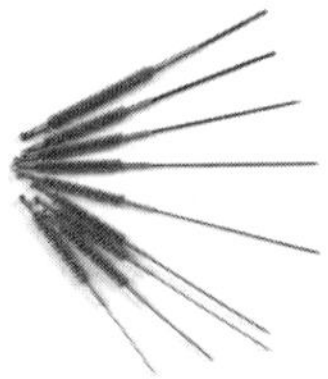 | 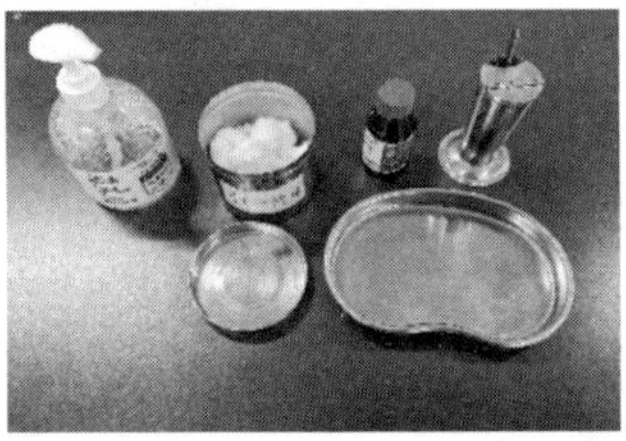 | 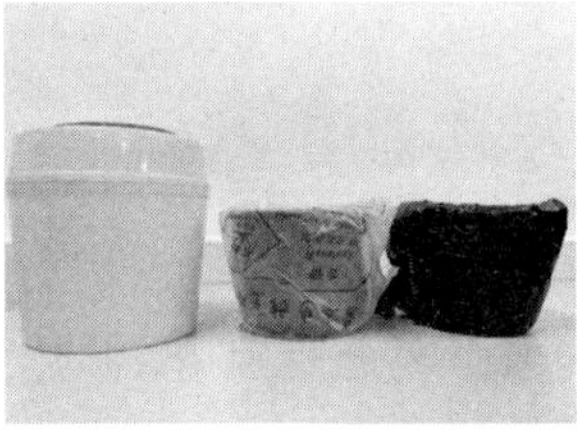 |

## (二) 体位准备

体位选择的原则:患者舒适自然;医生能正确取穴,操作方便。

## (三) 术前沟通

1. 告知患者(模特)操作内容及可能出现的感受,消除患者(模特)的紧张心理;告知患者(模特)施术过程中需要配合的事项。火针针刺强度较强,具有一定痛感,务必取得患者理解,避免出现晕针等意外情况。

2. 告知患者(模特)如出现不适,须立即告知医生(施术者)。

# 二、施术环节

## (一) 消毒清洁

1. 针具消毒

(1) 一次性无菌针具,无需消毒。

(2) 重复使用的火针，常用消毒方法包括：高压蒸汽灭菌法、药物浸泡消毒法、煮沸消毒法。

2. 医者手部消毒

先用清水洗净双手，再用 75％的酒精棉球或 0.5％的碘伏棉球涂擦消毒。

3. 患者腧穴消毒

在所选定的穴位皮肤上用 75％的酒精棉球或 0.5％的碘伏棉球擦拭消毒。擦拭时应从穴位中心向外周作环形消毒。穴位皮肤消毒后，必须避免接触污物，防止重新污染。

### （二）烧针与针刺

1. 烧针

烧针是使用火针的关键步骤，现多用于酒精灯烧针。先烧针身，后烧针尖。火针烧灼的程度有三种，根据治疗需要，可将针烧至白亮、通红或微红。若针刺较深，需烧至白亮，否则不易刺入，也不易拔出，而且剧痛；若针刺较浅，可烧至通红；若针刺表浅，烧至微红即可。见图 4－4－2。

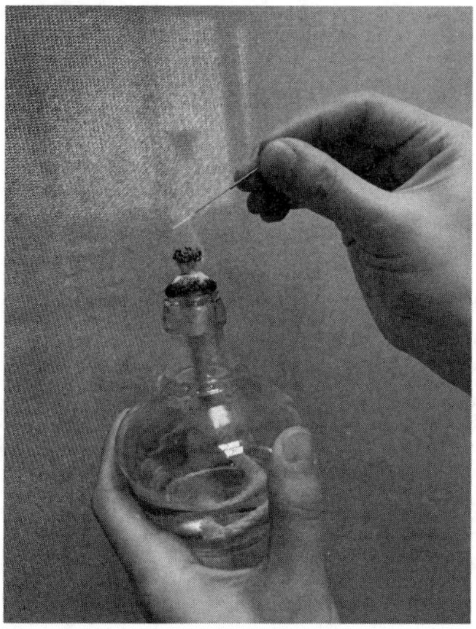

图 4－4－2　烧针

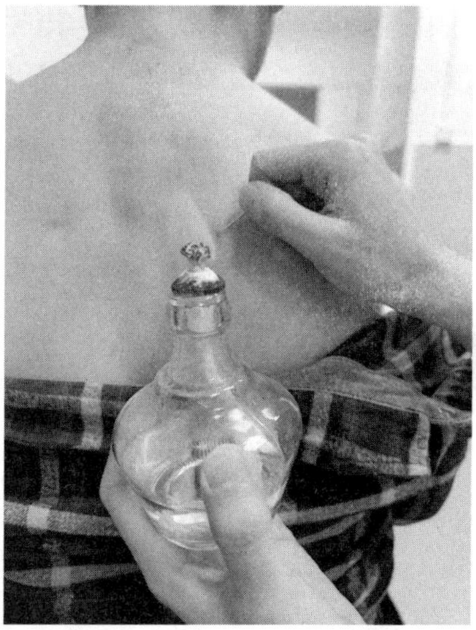

图 4－4－3　针刺

2. 针刺

左手持灯，右手持针，靠近施术部位，烧针后对准穴位，速进速出。也可根据患者情况留针，留针 1～5 分钟。见图 4－4－3。

3. 针刺深度

应根据病情、体质、年龄和针刺部位的肌肉厚薄、血管深浅、神经分布而定，一般而言，四肢、腰腹针刺稍深，可刺 2～5 分深，胸背部穴位针刺宜浅，可刺 1～2 分深。

4. 针后处理

火针刺后，用干棉球迅速按压针孔，以减轻疼痛。针孔的处理视针刺深浅而定，若针刺 1～3 分深，可不作特殊处理，若针刺 4～5 分深，可用消毒纱布敷贴，用胶布固定 1～2 天，以防感染。

**表 4－4－3　火针操作**

| 火针操作视频（不留针） | 火针操作视频（留针） |
| --- | --- |
| | |

## 三、整理环节

### （一）污物处理

1. 使用后的针具按照损伤性废物处理标准投放至利器盒中。
2. 其他使用后的物品统一投放至普通污物桶中。

### （二）健康宣教

1. 针刺后，局部呈现红晕或红肿未能完全消失时，应避免洗浴，以防感染。
2. 叮嘱患者与疾病相关的其他注意事项。

（马岚）

## 实训评价

<table>
<tr><td>小组</td><td colspan="2"></td><td>姓名</td><td></td></tr>
<tr><td>实训项目</td><td colspan="4"></td></tr>
<tr><th>环节</th><th>记录</th><th>分值</th><th>得分</th><th></th></tr>
<tr><td rowspan="3">准备</td><td>(1) 各类物品齐备</td><td>5</td><td></td><td></td></tr>
<tr><td>(2) 根据所选腧穴,准备正确的体位,符合体位选择的原则</td><td>5</td><td></td><td></td></tr>
<tr><td>(3) 能耐心向患者沟通火针操作的常见感受,消除患者的紧张心理</td><td>5</td><td></td><td></td></tr>
<tr><td rowspan="3">施术</td><td>(1) 选择75%的酒精棉球对医者手部擦拭消毒,选择75%的酒精棉球或0.5%的碘伏棉球对患者腧穴由内向外进行消毒,消毒动作熟练,方向正确</td><td>15</td><td></td><td></td></tr>
<tr><td>(2) 根据腧穴所在部位的解剖特点选择合适的方法进行烧针与针刺,火针动作熟练,步骤正确。火针烧灼的程度有三种,根据治疗需要,可将针烧至白亮、通红或微红。针刺时速进速出</td><td>30</td><td></td><td></td></tr>
<tr><td>(3) 针刺后,用干棉球迅速按压针孔,以减轻疼痛。针孔的处理视针刺深浅而定,若针刺1～3分深,可不作特殊处理,若针刺4～5分深,可用消毒纱布敷贴,用胶布固定1～2天,以防感染</td><td>30</td><td></td><td></td></tr>
<tr><td rowspan="2">整理</td><td>(1) 将针具及其他污物放置在正确的污物桶中</td><td>5</td><td></td><td></td></tr>
<tr><td>(2) 向患者宣教火针刺后的注意事项</td><td>5</td><td></td><td></td></tr>
<tr><td colspan="2">总分</td><td>100</td><td></td><td></td></tr>
<tr><td>小组评价</td><td colspan="4"></td></tr>
<tr><td>教师评价</td><td colspan="4"></td></tr>
</table>

我的心得

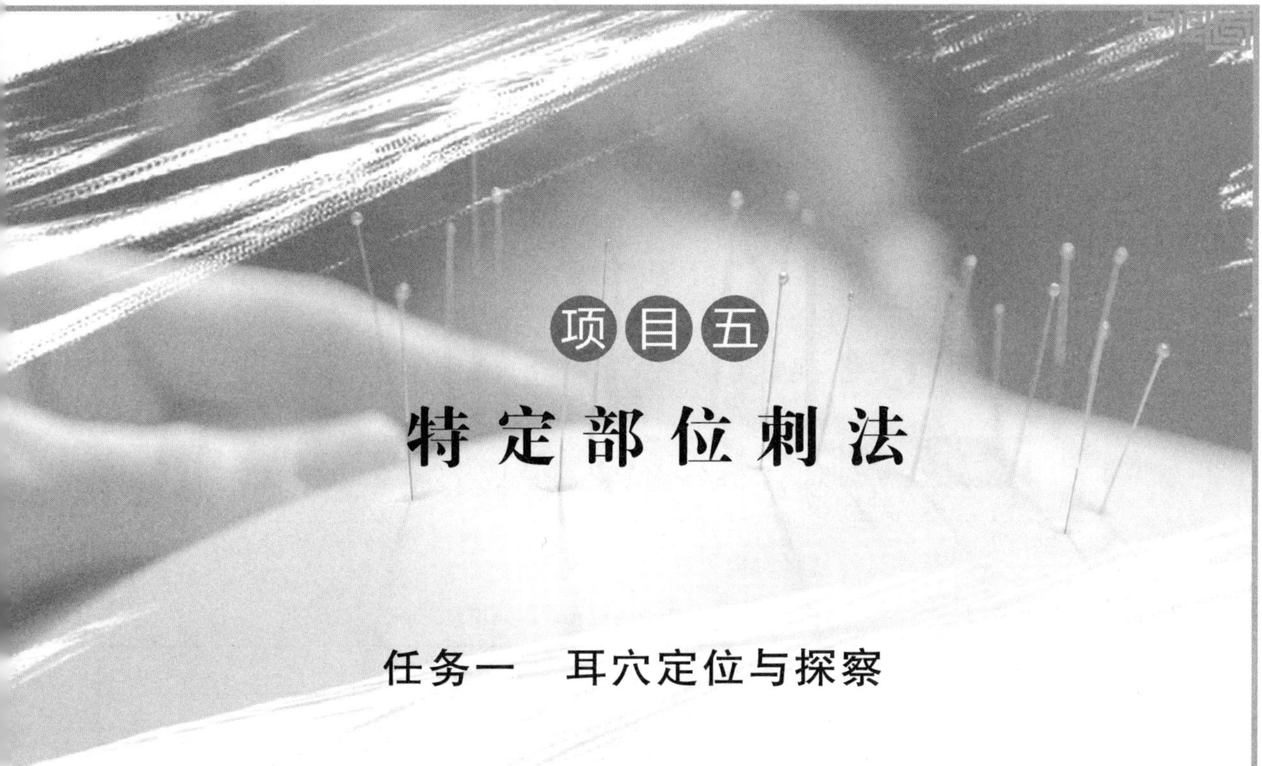

# 项目五

# 特定部位刺法

## 任务一　耳穴定位与探察

**学习目标**

1. 知识目标：能够掌握耳穴的定位；能够掌握临床常用耳穴的功用。

2. 能力目标：能够使用临床常用的耳穴的探察方法。

3. 素质目标：在准备工作中锻炼细致严谨的职业态度、无菌意识、规范意识。

### 典型任务

使用耳穴模型及实践学习中的模特找到要求的耳穴位置。

### 实训重难点

1. 实训重点：能够熟练叙述工作流程与详细步骤；实训中严格遵守操作规范。
2. 实训难点：能够熟练使用临床常用的耳穴的探察方法。

## 实训内容

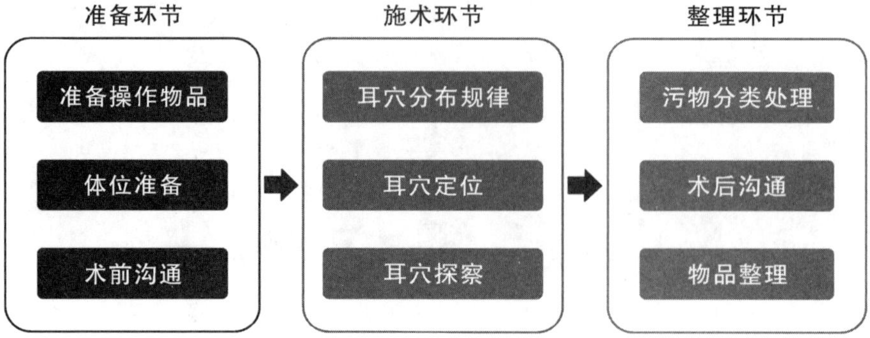


图 5-1-1　工作流程

表 5-1-1　实训内容和对应知识点

| 实训内容 | 对应知识点 |
| --- | --- |
| 明确工作流程 | 程序性知识:耳穴探察工作流程 |
| 体位准备 | 陈述性知识:体位准备的原则 |
| ▲ 耳穴分布规律、常用耳穴定位、耳穴探察 | (1) 陈述性知识:耳郭的主要解剖结构、耳穴分布规律;<br>(2) 技能性知识:定位耳穴、探察耳穴技能 |
| 术前、术后沟通 | 职业素养:仁心仁术、爱患如亲的职业道德 |

▲ 为本次任务技能实训重点。

# 一、准备环节

### 物品准备

表 5-1-2　物品种类

| 耳穴定位用具 | 消毒用具 | 清理工具 |
| --- | --- | --- |
| (1) 耳穴模型;<br>(2) 探针 | (1) 75%酒精、碘伏、消毒干棉球;<br>(2) 泡镊桶、镊子、弯盘 | 污物桶 |
| 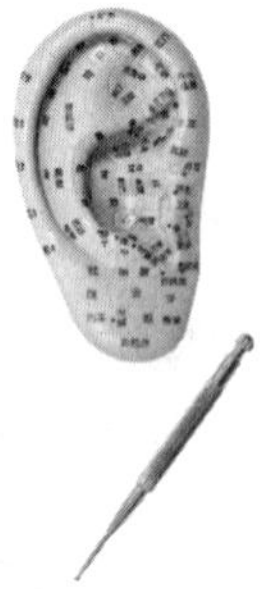 | 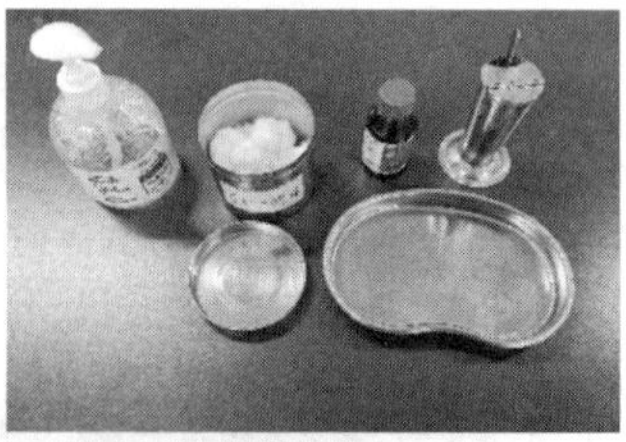 | 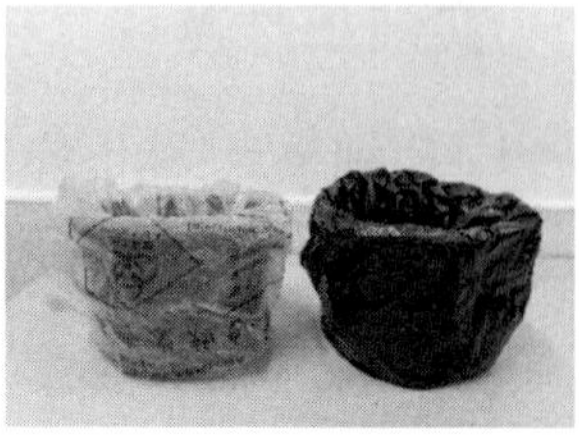 |

## 二、操作环节

### （一）叙述耳郭的表面解剖

1. 耳郭前面

**4 个突起**

（1）耳轮：耳郭最外缘向前卷曲的部分。

耳轮脚：耳轮深入至耳甲内的横行突起部分。

耳轮结节：耳轮后上方稍突起的小结节。

耳轮尾：耳轮与耳垂交界处。

（2）对耳轮：在耳轮内侧，与耳轮相对，上部有分叉的隆起部分。

对耳轮体：对耳轮垂直的主体部分。

对耳轮上脚：对耳轮上部向上分叉的一支。

对耳轮下脚：对耳轮上部向下分叉的一支。

（3）耳屏：耳郭前面的瓣状突起部分，又称耳珠。

（4）对耳屏：对耳轮下方，耳垂上部与耳屏相对的隆起部分。

**3 个凹陷**

（1）三角窝：对耳轮上、下脚之间构成的三角形凹窝。

（2）耳舟：耳轮与对耳轮之间的舟状凹沟，又称舟状窝。

（3）耳甲：由对耳屏和弧形对耳轮体部及对耳轮下脚围成的凹窝。

耳甲艇：耳轮脚以上的耳甲部分。

耳甲腔：耳轮脚以下的耳甲部分。

**3 条切迹**

（1）屏上切迹：耳屏上缘与耳轮脚之间的凹陷。

（2）屏间切迹：耳屏与对耳屏之间的凹窝处。

（3）屏轮切迹：对耳屏与对耳轮之间的稍凹陷处。

**其他**

（1）耳垂：耳郭最下部无软骨的皮垂部分。

（2）上耳根：耳郭上缘与头皮附着处。

（3）下耳根：耳垂与面颊附着处。

2. 耳郭背面

耳轮背面：耳轮的外侧面。因耳轮向前卷曲，故耳轮背面多向前方。

耳垂背面：耳垂的背面平坦部分。

对耳轮沟：对耳轮上脚和对耳轮体在背面的凹沟。又称“耳背沟”。

对耳轮下脚沟：对耳轮下脚背面凹沟。

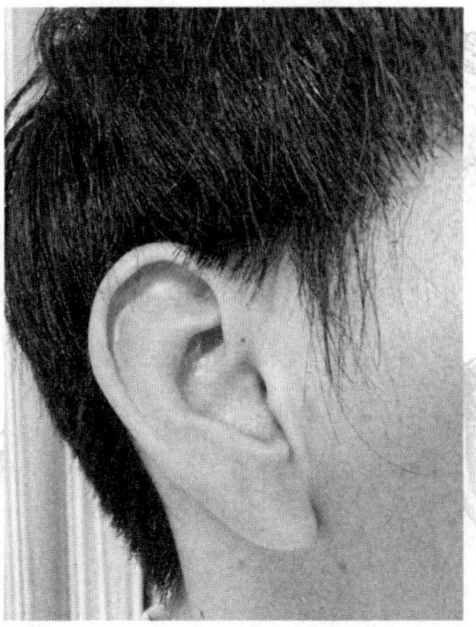

**图 5-1-2　耳郭前面**

对耳屏沟：对耳屏突起的背面凹陷。

三角窝隆起：三角窝背面的隆起部分。

耳甲艇、腔隆起：耳甲艇、耳甲腔背面的隆起部。

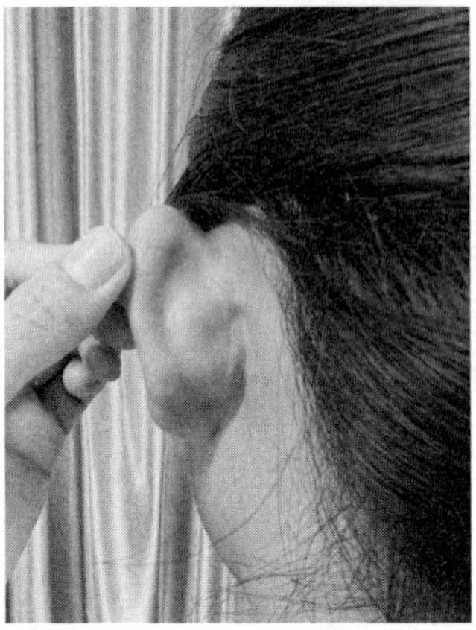

**图 5-1-3　耳郭后面**

## （二）常用耳穴的定位和主治

1. 耳轮部

（1）耳中

部位：耳轮脚上，即耳轮 1 区。

主治：呃逆、荨麻疹、皮肤瘙痒、小儿遗尿、咯血。

（2）耳尖

部位：耳轮顶端与对耳轮上脚后缘相对的耳轮处，即耳轮 6、7 区交界处。

主治：发热、高血压、急性结膜炎、麦粒肿。

2. 耳舟部

风溪

部位：指、腕两穴之间，即耳舟 1、2 区交界处。

主治：荨麻疹、皮肤瘙痒、过敏性鼻炎。

3. 对耳轮部

交感

部位：对耳轮下脚的末端与耳轮交界处，即对耳轮 6 区前端。

主治：胃肠痉挛、心绞痛、胆绞痛、输尿管结石、植物神经功能紊乱。

4. 三角窝部

（1）内生殖器

部位：三角窝前 1/3 处，即三角窝 2 区。

主治：痛经、月经不调、白带过多、功能性子宫出血、遗精、早泄。

（2）神门

部位：三角窝内，对耳轮上、下脚分叉处分稍上方，即三角窝4区。

主治：失眠、多梦、痛症、戒断综合征。

5. 耳屏部

肾上腺

部位：耳屏下部隆起的尖端，即耳屏2区后缘处。

主治：低血压、风湿性关节炎、腮腺炎、间日疟、链霉素中毒性眩晕。

6. 对耳屏部

皮质下

部位：对耳屏内侧面，即对耳屏4区。

主治：痛症、间日疟、神经衰弱、假性近视。

7. 耳甲部

(1) 肾

部位：对耳轮上、下脚分叉处下方，即耳甲10区。

主治：腰痛、耳鸣、神经衰弱、肾盂肾炎、哮喘、遗尿症、月经不调、遗精、早泄。

(2) 肝

部位：耳甲艇后下部，即耳甲12区。

主治：胁痛、眩晕、经前期紧张症、月经不调、更年期综合征、高血压、假性近视、单纯性青光眼。

(3) 脾

部位：耳甲腔后上方，即耳甲13区。

主治：腹胀、腹泻、便秘、食欲不振、功能性子宫出血、白带过多、内耳眩晕症。

(4) 肺

部位：耳甲腔中央周围，即耳甲14区。

主治：咳喘、胸闷、声音嘶哑、痤疮、皮肤瘙痒症、荨麻疹、扁平疣、便秘。

(5) 心

部位：耳甲腔中央，即耳甲15区。

主治：心动过速、心律不齐、心绞痛、无脉症、神经衰弱、癔病、口舌生疮。

(6) 内分泌

部位：耳甲腔底部屏间切迹内，即耳甲18区。

主治：痛经、月经不调、更年期综合征、痤疮、间日疟。

8. 耳根部

耳迷根

部位：耳背与乳突交界的根部，耳轮脚的对应处。

主治：胆囊炎、胆石症、胆道蛔虫症、鼻塞、心动过速、腹痛、腹泻。

9. 耳背部

耳背沟

部位：对耳轮上、下脚及对耳轮体部在耳背面呈“Y”形凹沟。

主治：高血压、皮肤瘙痒症。

**表 5－1－3　常用耳穴定位**

| 耳穴定位动画 |
| --- |
| |

## 三、耳穴的探察

临床常用的耳穴的探察方法，主要有以下四种：

1. 直接观察法：用肉眼或借助放大镜在自然光线下，对耳郭由上而下，从内到外，直接观察有无变形、变色等征象，如凹陷、脱屑、水疱、丘疹、硬结、疣赘、软骨增生、充血、色素沉着等。这些反应处一般有较明显的压痛或电阻变低。

2. 按压法：目前临床最常用的探察方法。即用探针、毫针柄或火柴棒，在与疾病相应的耳区从周围逐渐向中心探压，或对肉眼观察所发现的阳性反应点进行探压，探压时手法要轻、慢、均匀。压到敏感点时，患者会出现皱眉、呼痛、躲闪等反应，挑选压痛最明显的一点作为耳针治疗点。

3. 手指抚摩法：以食指紧贴耳背，拇指指腹轻抚耳郭前面，比较有无隆起、增厚、结节及其大小、硬度等情况。少数患者应用按压法找不到压痛点时，可用手指按摩该耳区，然后再测。

4. 电测定法：用特制的电子仪器测定耳穴皮肤电阻、电位、电容等变化。多数患者可能在疾病的相应耳穴处出现电阻下降、导电量增高的现象，这些反应点称为“良导点”，可作为耳针的刺激点。探测时，患者握住电极，医者执探头，在患者耳郭相应部位探察，当探头触及“良导点”时，可通过指示信号、音响或仪表反映出来。

## 四、整理环节

使用后的物品清洁后分类归纳整理。

（王金玲）

## 实训评价

| 小组 | | 姓名 | |
|---|---|---|---|
| 实训项目 | | | |

| 环节 | 记录 | 分值 | 得分 |
|---|---|---|---|
| 准备 | (1) 各类物品齐备 | 5 | |
| | (2) 根据所选腧穴,准备正确的体位,符合体位选择的原则 | 5 | |
| | (3) 能耐心向患者沟通耳穴探察的常见反应,消除患者紧张心理 | 5 | |
| 施术 | (1) 能够准确叙述耳郭的结构 | 20 | |
| | (2) 常用耳穴定位精准、熟练 | 30 | |
| | (3) 根据耳穴所在部位的解剖特点选择合适的方法进行探察,动作熟练 | 30 | |
| 整理 | 物品整理整洁美观 | 5 | |
| 总分 | | 100 | |
| 小组评价 | | | |
| 教师评价 | | | |

我的心得

# 任务二　耳穴的应用

**学习目标**

1. 知识目标：能够完整列举耳针刺法、耳穴压丸法的所需物品；能够根据患者的情况选择合适的操作方法。

2. 能力目标：能够独立准备耳针刺法的用具；能够熟练准确地对针具、医者手部、患者耳穴进行消毒；能够熟练掌握不同的耳针操作方法，能够正确处理针刺产生的废弃物。

3. 素质目标：在准备工作中锻炼细致严谨的职业态度、无菌意识、规范意识。

## 典型任务

对接针灸医师耳穴治疗工作。

## 实训重难点

1. 实训重点：能够熟练叙述工作流程与详细步骤；实训中严格遵守操作规范。
2. 实训难点：能够熟练掌握不同的耳针操作方法。

## 实训内容

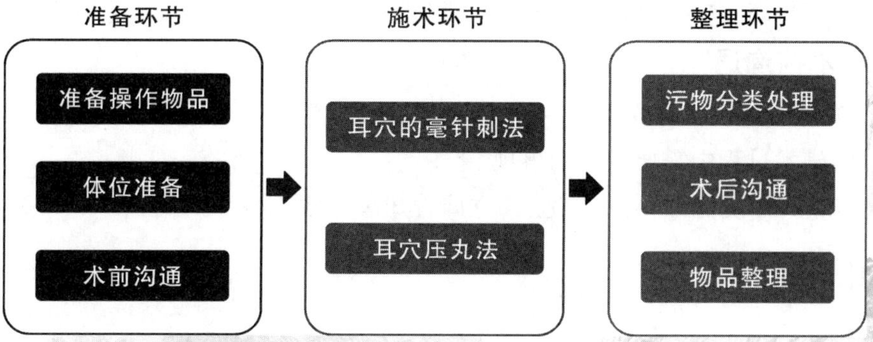


图 5-2-1　工作流程

表 5-2-1　实训内容和对应知识点

| 实训内容 | 对应知识点 |
| --- | --- |
| 明确工作流程 | 程序性知识：临床工作流程、技能竞赛程序 |
| 体位准备 | 陈述性知识：体位准备的原则 |
| 清洁消毒、揣穴 | (1) 技能性知识：无菌操作技能；<br>(2) 职业素养：无菌观念 |
| ▲ 耳穴的毫针刺法、耳穴压丸法 | 技能性知识：耳穴的毫针刺法、耳穴压丸法操作技能 |
| 术前、术后沟通 | 职业素养：仁心仁术、爱患如亲的职业道德 |

▲ 为本次任务技能实训重点。

## 一、准备环节

### （一）物品准备

表 5-2-2　物品种类

| 针刺用具 | 消毒用具 | 清理工具 |
| --- | --- | --- |
| 不同耳针操作工具：0.5 寸毫针、王不留行籽、皮内针 | (1) 75%酒精、碘伏、消毒干棉球；<br>(2) 泡镊桶、镊子、弯盘 | (1) 锐器桶；<br>(2) 污物桶 |
| 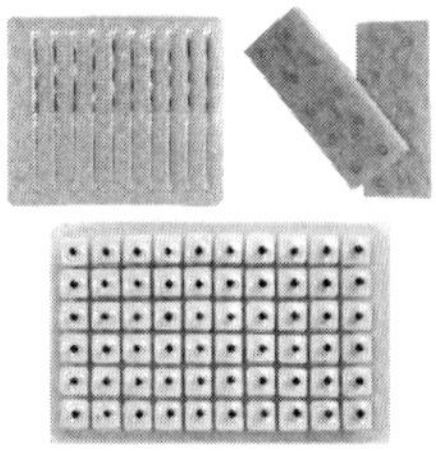 | 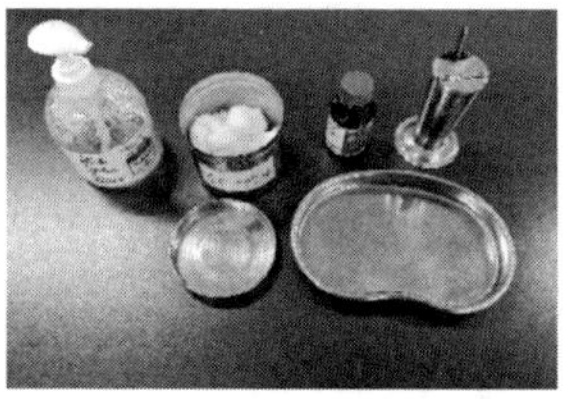 | 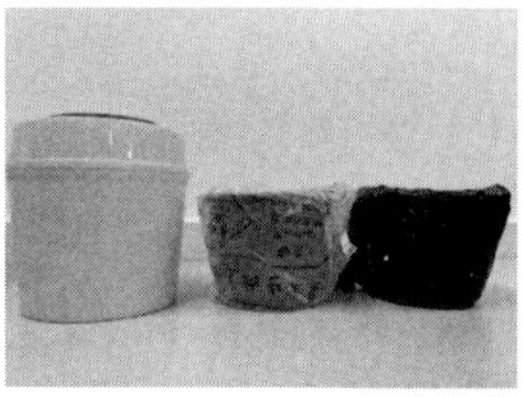 |

### （二）体位准备

患者舒适自然，能持久留针；医生能正确取穴，操作方便，同体针。

### （三）术前沟通

1. 告知患者（模特）操作内容及可能出现的感受，消除患者（模特）的紧张心理；告知患者（模特）施术过程中需要配合的事项。

2. 告知患者（模特）如出现不适，须立即告知医生（施术者）。

## 二、操作环节

### （一）选穴

耳针选穴原则

(1) 辨证选穴：根据中医脏腑、经络学说辨证选取耳穴。如皮肤病选肺穴，目疾选肝穴，精神病选心穴，骨病选肾穴等。

(2) 按病选穴：根据临床诊断，选取与疾病相应部位的耳穴。如妇科病选内生殖器穴，眼病选目1、目2穴，胆道疾病选胰胆穴。

(3) 对症选穴：根据现代医学生理、病理知识，对症选取耳穴。如月经病选内分泌穴，神经衰弱选皮质下穴，哮喘选交感穴等。

(4) 经验选穴：根据临床经验，选取有效耳穴。如耳中穴用治膈肌痉挛以及咯血、皮肤病，神门穴既可止痛又可镇静安神，耳尖穴可退热、消炎等。

### （二）毫针操作方法

1. 消毒清洁

(1) 针具消毒

一次性无菌针具(毫针、埋针)，无需消毒。

(2) 医者手部消毒

先用清水洗净双手，再用75%的酒精棉球或0.5%的碘伏棉球涂擦消毒。

(3) 患者耳穴消毒

在所选定的耳穴穴位皮肤上用75%的酒精棉球，或0.5%的碘伏棉球擦拭消毒。擦拭时应从穴位中心向外周作环形消毒。穴位皮肤消毒后，必须避免接触污物，防止重新污染。

2. 针刺

(1) 毫针针刺时，押手拇、食指固定耳郭，中指托着针刺部位，这样既可掌握针刺深度，又可减轻进针时的疼痛。

(2) 刺手持针180°顺时针方向捻转刺入，深度以穿入软骨但不透过对侧皮肤为度，要求操作既准确又迅速。

(3) 针刺手法以小幅捻转为主，留针时间一般为20～30分钟，慢性病、疼痛性疾病可适当延长，小儿、老人不宜多留。

(4) 起针时，左手托住耳背，右手快速起针，然后用消毒干棉球压迫针孔，以防出血。必要时进行常规消毒，以防感染。

### （三）耳穴压丸操作方法

操作要领：

在使用时先将王不留行籽贴在0.6厘米×0.6厘米大小胶布中央，用镊子挟住贴敷在已选的耳穴之上，每日自行按压3～5次，每次每穴按压30～60秒，3～7日更换一次，双耳交替。一般儿童、孕妇、年老体弱、神经衰弱者用轻刺激法，急性疼痛性病证用强刺激法。

### （四）皮内针法

同皮内针操作。

## 三、整理环节

### （一）污物处理

1. 使用后的针具按照损伤性废物处理标准投放至利器盒中。
2. 其他使用后的物品统一投放至普通污物桶中。

### （二）健康宣教

1. 注意耳部的清洁。
2. 压丸法可根据自身耐受情况、疾病情况每日自行按压数次。

### 知识链接

《灵枢·邪气脏腑病形》"十二经脉，三百六十五络，其血气皆上于面走空窍……其别气走于耳而为听"，认为全身各大脉络汇聚于耳，使耳与全身脏腑发生密切联系，从而衍生出运用耳穴刺激来治疗多种疾病的耳针疗法。同时，现代解剖学理论表明耳穴内脏代表区恰好有迷走神经分布，迷走神经是一个复杂的网络，刺激迷走神经，激活中枢神经系统的"自下而上"机制，刺激的传导从外周神经向脑干和中枢结构反向进行，从而产生治疗作用，中西医学理论不谋而合。在此基础上，中国中医科学院创新研究团队通过神经示踪技术证实了迷走神经耳支存在直接向孤束核的投射纤维，原创性地提出了"耳穴—迷走神经联系"理论，开展了"经皮耳甲迷走神经刺激（transcutaneous vagus nerve stimulation，taVNS)"方法。前期基础和临床研究已经表明，taVNS 不仅在癫痫、抑郁症中取得良好的治疗效果，也在意识障碍、失眠、自闭症、阿尔茨海默病、偏头痛等脑重大疾病及其兼并症中发挥重要的作用。这种可携带的"经皮耳迷走神经刺激仪"，取得了与植入式迷走神经刺激仪相近的临床疗效，同时克服了植入式 VNS 手术并发症、呼吸困难、头痛、疼痛、咽炎、声音嘶哑等局限性，成为可在家庭中应用的医疗设备，具有无创安全、操作简便、疗效确切、成本较低等优势，将有望在脑缺血、帕金森等更多脑疾病适应症使用。（引自：荣培晶，张悦，李少源，等. 经皮耳穴迷走神经刺激治疗脑及相关疾病的现状与展望[J]. 世界科学技术-中医药现代化，2019，21(09)：1799－1804.）

（王金玲）

## 实训评价

| 小组 | | 姓名 | |
| --- | --- | --- | --- |
| 实训项目 | | | |

| 环节 | 记录 | 分值 | 得分 |
| --- | --- | --- | --- |
| 准备 | (1) 各类物品齐备 | 5 | |
| | (2) 根据所选耳穴,准备正确的体位,符合体位选择的原则 | 5 | |
| | (3) 能耐心向患者沟通耳穴操作的常见感受,消除患者的紧张心理 | 5 | |
| 施术 | (1) 选择75%的酒精棉球对医者手部擦拭消毒,选择75%的酒精棉球或0.5%的碘伏棉球对患者耳穴由内向外进行消毒,消毒动作熟练,方向正确 | 10 | |
| | (2) 根据疾病选择合适耳穴,进针手法熟练,针刺深度适宜,不宜穿过对侧。出针手法轻快。操作时注重医患沟通,体现人文关怀 | 35 | |
| | (3) 耳穴压丸操作熟练,贴布大小适宜、贴合紧密,按压力度适中。操作时注重医患沟通,体现人文关怀 | 30 | |
| 整理 | (1) 将针具投放至锐器桶中,其他污物放置在正确的污物桶中 | 5 | |
| | (2) 向患者宣教针刺、压丸后的注意事项 | 5 | |
| 总分 | | 100 | |
| 小组评价 | | | |
| 教师评价 | | | |

我的心得

# 任务三　头穴线的定位与主治作用

**学习目标**

1. 知识目标：能够掌握头皮刺激区头穴线的定位；能够掌握头皮刺激区头穴线的主治。

2. 能力目标：能够在头皮刺激区正确找到相应的头穴线并根据相应疾病选用相应头穴线。

3. 素质目标：在准备工作中锻炼细致严谨的职业态度、无菌意识、规范意识。

## 典型任务

对接针灸医师定位头穴线工作。

## 实训重难点

1. 实训重点：能够熟练叙述工作流程与详细步骤；实训中严格遵守操作规范。
2. 实训难点：能够熟练使用临床常用的头穴线的探察方法。

## 实训内容

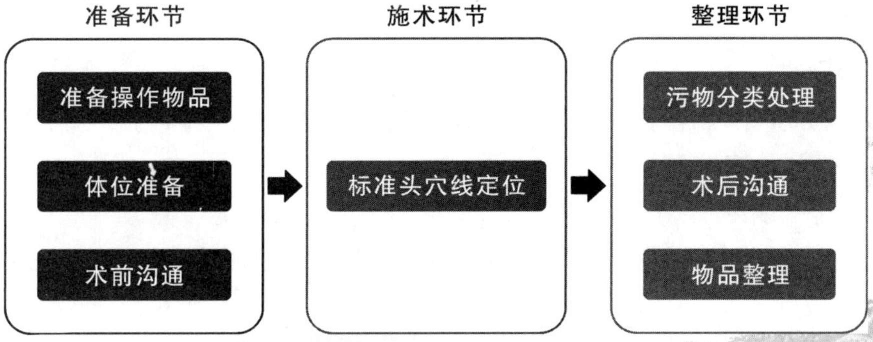


图 5-3-1　工作流程

表 5-3-1　实训内容和对应知识点

| 实训内容 | 对应知识点 |
|---|---|
| ▲ 标准头穴线定位与口述主治作用 | 陈述性知识:头穴线的定位与主治作用 |

▲ 为本次任务技能实训重点。

# 一、准备环节

物品准备:头部模型、标记笔。

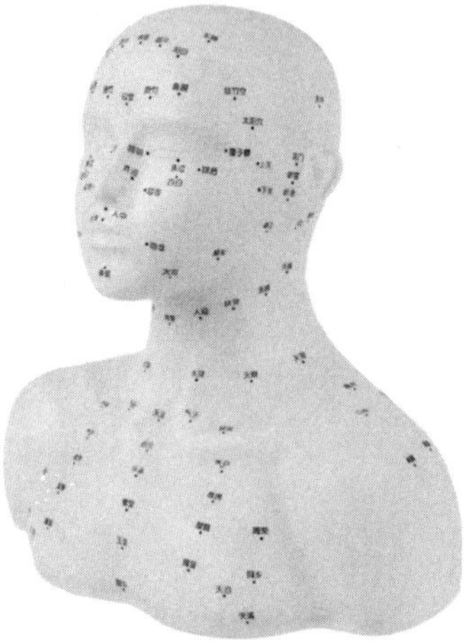

图 5-3-2　头部模型

# 二、操作环节

## (一) 绘制头穴线

首先在模型上绘制头穴线,熟练后在强化练习模块绘制头穴线。具体如下:

1. 额区

(1) 额中线

定位:额部正中,属督脉。自神庭穴向前,透过前发际,沿皮刺 1 寸。

主治:神志病、鼻病等。

(2) 额旁一线

定位:在额中线外侧,直对目内眦,属足太阳膀胱经。自眉冲向前,透过前发际,沿皮刺 1 寸。

主治:胸部病、鼻病等。

(3) 额旁二线

定位:在额旁一线的外侧,直对瞳孔,属足少阳胆经。自头临泣向前,透过前发际,沿皮刺 1 寸。

主治:腹部病、眼病等。

(4) 额旁三线

定位:在额旁二线的外侧,自足阳明胃经头维穴内侧 0.5 寸处向前,透过前发际,沿皮刺 1 寸。

主治:功能性子宫出血、阳痿、早泄、子宫脱垂、眼病等。

2. 顶区

(1) 顶中线

定位:当顶部正中,属督脉。自前顶穴向百会穴,沿皮刺 1.5 寸。

主治:腰、腿、足的瘫痪、麻木和疼痛等病证。

(2) 顶颞前斜线

定位:从顶中线的前神聪穴,沿皮刺向颞部的悬厘穴,贯穿督脉、足太阳膀胱经、足少阳胆经、足阳明胃经、手少阳三焦经。

主治:自上而下,分别主治下肢、上肢、头面部的瘫痪。

(3) 顶颞后斜线

定位:从顶中线的百会穴,沿皮刺向颞部的曲鬓穴,贯穿督脉、足太阳膀胱经、足少阳胆经、足阳明胃经、手少阳三焦经。

主治:自上而下,分别主治下肢、上肢、头面部的感觉异常。

(4) 顶旁一线

定位:在顶中线旁开 1.5 寸,属足太阳膀胱经,自通天穴沿皮向后刺 1.5 寸。

主治:腰、腿的瘫痪、麻木、疼痛等病证。

(5) 顶旁二线

定位:在顶旁一线的外侧,顶中线旁开 2.25 寸处,属足少阳胆经。自正营穴沿皮向后刺 1.5 寸。

主治:肩、臂、手的瘫痪、麻木、疼痛等病证。

3. 颞区

(1) 颞前线

定位:在颞部鬓角内,属足少阳胆经、手少阳三焦经,自颔厌穴向下,沿皮刺向悬厘穴。

主治:头、面、颈病证,如瘫痪、麻木、疼痛、失语、齿病和眼病等。

(2) 颞后线

定位:在颞部耳上方,属足少阳胆经。自率谷穴向前下方,沿皮刺向曲鬓穴。

主治:颈项病、耳病、眩晕等。

4. 枕区

(1) 枕上正中线

定位:为枕外粗隆上方正中的垂直线,属督脉。自强间穴向下沿皮刺 1.5 寸,达脑户穴。

主治:眼病等。

（2）枕上旁线

定位：在枕上正中线旁开 0.5 寸，与枕上正中线平行，属足太阳膀胱经。

主治：皮层性视力障碍、白内障、近视眼等。

（3）枕下旁线

定位：为枕外粗隆两侧向下的垂直线，属足太阳膀胱经。自玉枕穴向下，沿皮刺 2 寸。

主治：动作失衡等小脑病证。

**表 5－3－2　头穴线分区与定位**

| | | |
|---|---|---|
| 头穴线分区与定位 | 额区头穴线动画 | 顶区头穴线动画 |
| | 颞区头穴线动画 | 枕区头穴线动画 |

## 三、整理环节

使用后的标记笔、模型等物品清洁后摆放整齐。

（王金玲）

## 强化练习

请在以下空白区，绘制标准头穴线。

1. 额区

2. 顶区

3. 颞区

4. 枕区

## 实训评价

| 小组 | | 姓名 | |
|---|---|---|---|
| 实训项目 | | | |

| 环节 | 记录 | 分值 | 得分 |
|---|---|---|---|
| 准备 | 各类物品齐备 | 5 | |
| 操作 | (1) 头穴线绘制<br>额区：额中线、额旁一线、额旁二线、额旁三线 | 20 | |
| | (2) 头穴线绘制<br>顶区：顶中线、顶颞前斜线、顶颞后斜线、顶旁一线、顶旁二线 | 20 | |
| | (3) 头穴线绘制<br>颞区：颞前线、颞后线 | 20 | |
| | (4) 头穴线绘制<br>枕区：枕上正中线、枕上旁线、枕下旁线 | 20 | |
| | (5) 口述不同头穴线的主治作用，并能根据疾病正确取出相应的头穴线 | 10 | |
| 整理 | 物品归纳整齐美观 | 5 | |
| 总分 | | 100 | |
| 小组评价 | | | |
| 教师评价 | | | |

我的心得

# 任务四　头针的操作方法

**学习目标**

1. 知识目标：能够完整列举头针刺法的所需物品；能够根据患者的情况选择合适的头针操作方法。

2. 能力目标：能够独立准备头针刺法的用具；能够熟练准确地对针具、医者手部、患者头穴线进行消毒；能够熟练掌握不同的头针操作方法，能够正确处理针刺产生的废弃物。

3. 素质目标：在准备工作中锻炼细致严谨的职业态度、无菌意识、规范意识。

## 典型任务

对接针灸医师头针治疗工作。

## 实训重难点

1. 实训重点：能够熟练叙述工作流程与详细步骤；实训中严格遵守操作规范。
2. 实训难点：能够熟练掌握不同的头针操作方法。

## 实训内容

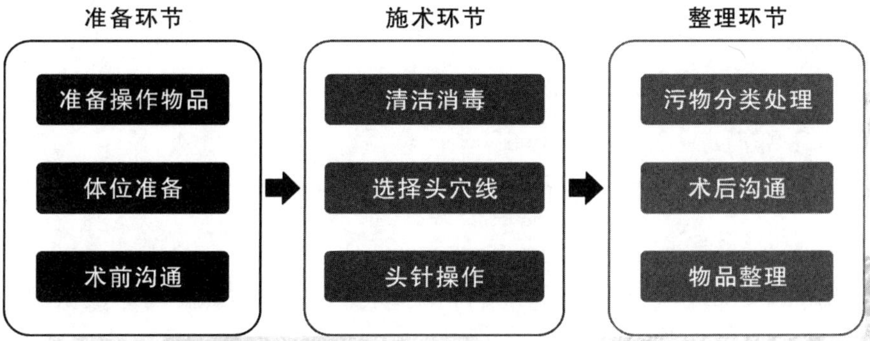


图 5-4-1　工作流程

表 5-4-1　实训内容和对应知识点

| 实训内容 | 对应知识点 |
| --- | --- |
| 明确工作流程 | 程序性知识:临床工作流程、技能竞赛程序 |
| 体位准备 | 陈述性知识:体位准备的原则 |
| 清洁消毒、揣穴 | (1) 技能性知识:无菌操作技能;<br>(2) 职业素养:无菌观念 |
| ▲ 头穴线的定位与头针操作 | 技能性知识:头针的操作 |
| 术前、术后沟通 | 职业素养:仁心仁术、爱患如亲的职业道德 |

▲ 为本次任务技能实训重点。

## 一、准备环节

### (一) 物品准备

1. 针刺用具:1.5 寸毫针若干。

2. 消毒用具:75%酒精、碘伏、消毒干棉球、泡镊桶、镊子、弯盘。

3. 清理工具:锐器桶、污物桶。

### (二) 体位准备

患者舒适自然,能持久留针;医生能正确取穴,操作方便,同体针。

### (三) 术前沟通

1. 告知患者(模特)操作内容及可能出现的感受,消除患者(模特)的紧张心理;告知患者(模特)施术过程中需要配合的事项。

2. 告知患者(模特)如出现不适,须立即告知医生(施术者)。

## 二、施术环节

### (一) 清洁消毒

1. 针具消毒

一次性无菌针具(毫针),无需消毒。

2. 医者手部消毒

先用清水洗净双手,再用 75%的酒精棉球或 0.5%的碘伏棉球涂擦消毒。

3. 患者头穴线消毒

在所选定的头部皮肤上用 75%的酒精棉球或 0.5%的碘伏棉球擦拭消毒。擦拭时应从穴位中心向外周作环形消毒。穴位皮肤消毒后,必须避免接触污物,防止重新污染。

### （二）头针选穴

1．头针法临床适应证

头针法临床适应证较广泛，尤以脑源性疾病为主（以神经、精神科疾病为主）。

（1）中枢神经系统疾患：如脑血管病引起的偏瘫、失语、假性球麻痹，小儿神经发育不全和脑性瘫痪，颅脑外伤后遗症，脑炎后遗症，癫痫，舞蹈病，震颤麻痹等。

（2）精神病证：如精神分裂症、紧张综合征、更年期精神紊乱、抑郁症、癔症、失眠等。

（3）疼痛和感觉异常：如头痛、三叉神经痛、肩周炎、腰腿痛等各种急、慢性疼痛病证，亦可用于多发性神经炎引起的肢体远端麻木，以及皮肤瘙痒症、荨麻疹、皮炎等。

（4）皮质内脏功能失调：如高血压、冠心病、溃疡病、男子性功能障碍、妇女功能性月经不调，以及神经性呕吐、功能性腹泻、脱发、眩晕、耳鸣等。

2．头针治疗常见病症临床应用

表 5-4-2　头针临床应用举例

| 病名 | 穴名 |
| --- | --- |
| 中风后遗症 | 顶颞前斜线、顶颞后斜线 |
| 头痛 | 颞后线、额旁二线 |
| 神经衰弱 | 额中线、额旁一线（右侧）、顶中线 |
| 神经性耳鸣 | 颞后线 |
| 三叉神经痛 | 颞前线 |
| 高血压 | 额中线、顶中线 |
| 支气管哮喘 | 额旁一线、额中线 |
| 胃炎 | 额旁二线（双侧） |
| 呃逆 | 额旁二线（双侧） |
| 肩周炎 | 顶颞前斜线中 2/5 |
| 网球肘 | 顶颞前、后斜线中 2/5（对侧） |
| 痛经 | 顶中线、额旁三线（双侧） |
| 小儿脑瘫 | 顶颞前斜线、额中线、顶中线、枕上正中线、枕下旁线 |
| 遗尿 | 顶中线、额旁三线（双侧） |
| 荨麻疹 | 顶颞后斜线（双侧）、额旁线（双侧） |
| 近视 | 枕上旁线、额中线 |

### （三）头针操作方法

1．进针

消毒后，毫针针体与头皮成 15°～30°夹角，针尖向穴线方向，快速将针刺入头皮下。当针尖到达帽状腱膜下层时，针下阻力减小，再将针体沿帽状腱膜下层按穴线方向进针。根据不同穴线长度，刺入不同深度。

2. 行针

（1）捻转：施术时，医者押手按压进针点以固定头皮，刺手肩、肘、腕和拇指固定不动，以保持毫针相对稳定，用拇指掌侧面和食指桡侧面夹持针柄，以食指的掌指关节快速连续屈伸，使针体左右旋转，捻转速度每分钟可达200次左右，持续捻转2～3分钟。

（2）提插：医者押手按压进针点以固定头皮，刺手拇、食指紧捏针柄，针身平卧进行提插，注意指力应均匀一致，幅度不宜过大，可持续提插3～5分钟，提插的幅度与频率视患者的病情与针感而定。

3. 留针

得气后留针15～30分钟。留针期间宜间歇行针2～3次，每次2分钟左右。按病情需要可适当延长留针时间，增加行针次数。偏瘫患者行针或留针期间可嘱其活动肢体（重症患者可做被动运动），有助于提高疗效。

4. 出针

押手固定穴线周围头皮，刺手夹持针柄轻轻捻转以松动针身，如针下无紧涩感，即可出针。出针后应用无菌干棉球按压针孔，以防出血。

## 三、整理环节

### （一）污物处理

1. 使用后的针具按照损伤性废物处理标准投放至利器盒中。

2. 其他使用后的物品统一投放至普通污物桶中。

### （二）健康宣教

1. 嘱患者注意针孔处的清洁护理。

2. 根据患者病情，嘱和疾病相关的注意事项。

**知识链接**

近年来，我国缺血性脑卒中发病率持续升高，如何改善患者预后已成为国内外关注的焦点。电头针是电刺激与传统针灸疗法相结合的现代化产物，已被证实能有效治疗缺血性脑卒中，且其疗效与刺激参数密切相关。因此，充分研究电头针疗效与刺激参数之间的相关性，促进电头针治疗缺血性脑卒中的临床应用标准化，具有重大意义。据相关研究得出结论，在缺血性脑卒中发生6小时内尽早采用高频疏密波的强电流电头针进行治疗，并保证留针时间达到30分钟，每天1次，连续治疗14天以上，这可能会使缺血性脑卒中患者在最大程度上获益。

（引自：侯雨函，杨絮，柴慧，等．电头针治疗缺血性脑卒中的刺激参数研究概况[J/OL]．针刺研究：1－7[2024－08－14]．）

（王金玲）

## 实训评价

| 小组 | | 姓名 | |
|---|---|---|---|
| 实训项目 | | | |

| 环节 | 记录 | 分值 | 得分 |
|---|---|---|---|
| 准备 | (1) 各类物品齐备 | 5 | |
| | (2) 根据所选头穴线,准备正确的体位,符合体位选择的原则 | 5 | |
| | (3) 能耐心向患者沟通头针操作的常见感受,消除患者的紧张心理 | 5 | |
| 施术 | (1) 选择 75%的酒精棉球对医者手部擦拭消毒,选择 75%的酒精棉球或 0.%的碘伏棉球对患者头穴线由内向外进行消毒,消毒动作熟练,方向正确 | 5 | |
| | (2) 根据疾病选择合适头穴线,选择合适针具进行操作。毫针针体与头皮成 15°~30°夹角,针尖向穴线方向,快速将针刺入头皮下。当针尖到达帽状腱膜下层时,针下阻力减小,再将针体沿帽状腱膜下层按穴线方向进针 | 30 | |
| | (3) 行针:捻转行针时,捻转速度每分钟可达 200 次左右,持续捻转 2~3 分钟。提插行针时,指力应均匀一致,幅度不宜过大,可持续提插 3~5 分钟,提插的幅度与频率视患者的病情与针感而定 | 30 | |
| | (4) 出针押手固定穴线周围头皮,刺手夹持针柄轻轻捻转以松动针身,如针下无紧涩感,即可出针。出针后应用无菌干棉球按压针孔,以防出血 | 10 | |
| 整理 | (1) 将针具及其他污物放置在正确的污物桶中 | 5 | |
| | (2) 向患者宣教头针针刺后的注意事项 | 5 | |
| 总分 | | 100 | |
| 小组评价 | | | |
| 教师评价 | | | |

## 我的心得

# 任务五　腕踝针的人体体表分区

**学习目标**

1. 知识目标：能够叙述腕踝针人体不同分区的定位及在腕踝部对应的进针点，阐明不同分区、进针点的主治作用。

2. 能力目标：能够在模型上绘制 6 个不同分区与进针点。

3. 素质目标：通过描绘腕踝针的分区与进针点，培养一丝不苟、精益求精的精神。



## 典型任务

对接针灸医师定位腕踝针分区、定位进针点等准备工作。

## 实训重难点

1. 实训重点：在模型上绘制腕踝针各部位体表分区、进针点。
2. 实训难点：腕踝针的体表分区与进针点的定位。

## 实训内容

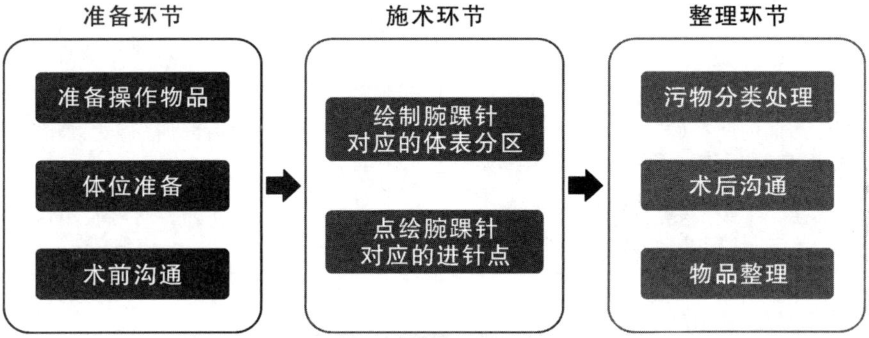


图 5－5－1　工作流程

表 5－5－1　实训内容和对应知识点

| 实训内容 | 对应知识点 |
|---|---|
| ▲ 腕踝针对应的体表分区(分前、侧、后三个面依次绘制)<br>▲ 腕踝针在腕踝部的进针点 | (1) 陈述性知识:腕踝针对应的体表分区与主治作用;<br>(2) 技能性知识:定位进针点 |
| 术前、术后沟通 | 职业素养:仁心仁术、爱患如亲的职业道德 |

▲ 为本次任务技能实训重点。

## 一、准备环节

物品:马克笔、橡皮擦等绘图工具、练习页。

## 二、操作环节

### (一) 腕踝针的分区

首先在模型上绘制腕踝针在人体的分区,待熟练后在练习页完成绘制。具体如下:

表 5－5－2　腕踝针在人体体表分区

| 分区 | 区域 | 主治病症 |
|---|---|---|
| 1 区 | 前正中线两侧的区域,包括额部、眼、鼻、舌、咽喉、气管、食道、心脏、腹部、会阴部 | 主治病症为前额痛、目赤痛、鼻塞、流涎、咽喉肿痛、咳嗽、胃脘痛、心悸、痛经、白带、遗尿等 |
| 2 区 | 躯体前面的两侧(1 区两侧),包括颞部、颊部、后牙、颌下部、乳部、肺、侧腹部 | 主治病症为后牙痛、哮喘、胸胁痛等 |
| 3 区 | 躯体前面的外侧缘(2 区的外缘),范围狭窄,包括沿耳郭前缘的头面部、沿腋窝前缘向下的垂直线、胸腹部 | 主治病症为颞浅动脉痛,沿腋前缘垂直线部位的胸痛或腹痛 |
| 4 区 | 躯体前后面交界处,包括头项、耳以及腋窝垂直向下的区域 | 主治病症为头项痛、耳鸣、耳聋、腋中线部位的胸腹痛 |
| 5 区 | 躯体后面的两旁(与 2 区相对),包括头项后外侧、肩胛区、躯干两旁、下肢外侧 | 主治病症为颈后部痛、落枕、肩背部痛、侧腰痛等 |
| 6 区 | 躯体后正中线两侧的区域(与 1 区相对),包括后头部、枕项部、脊柱部、尾骶部、肛门等 | 主治病症为后头痛、项强痛、腰脊痛等 |

### (二) 腕踝针的进针点

在模型上点出腕踝针的进针点,待熟练后在练习页完成点绘。具体如下:

1. 腕部进针点

表 5－5－3　腕部进针点

| 进针点 | 定位 | 适应证 |
| --- | --- | --- |
| 上 1 | 腕掌侧横纹上 2 寸，在小指侧的尺骨缘前方，用拇指端按压觉凹陷处 | 前额痛、目疾、鼻炎、面神经炎、前牙肿痛、咽喉肿痛、咳喘、胃脘痛、心悸、眩晕、盗汗、失眠、郁证、癫痫等 |
| 上 2 | 腕掌侧横纹上 2 寸，在腕掌侧面的中央，掌长肌腱与桡侧腕屈肌腱之间，即内关穴 | 颌下肿痛、胸闷、胸痛、回乳、哮喘等 |
| 上 3 | 腕掌侧横纹上 2 寸，靠桡动脉外侧 | 高血压、胸痛等 |
| 上 4 | 腕背侧横纹上 2 寸，手掌向内，在拇指侧的桡骨缘上 | 头顶痛、耳疾、颞下颌关节炎、肩周炎、胸痛等 |
| 上 5 | 腕背侧横纹上 2 寸，腕背的中央，即外关穴 | 后颞部痛、肩周炎、上肢麻木、痹证、上肢运动障碍、肘腕和指关节痛等 |
| 上 6 | 腕背侧横纹上 2 寸，小指侧尺骨缘背 | 后头痛、枕项痛、脊柱（颈胸段）痛等 |

2. 踝部进针点

表 5－5－4　踝部进针点

| 进针点 | 定位 | 适应证 |
| --- | --- | --- |
| 下 1 | 内踝尖上 3 寸，靠跟腱内缘 | 上腹部胀痛、痛经、白带多、遗尿、阴部瘙痒症、足跟痛等 |
| 下 2 | 内踝尖上 3 寸，在内侧面中央，靠胫骨后缘 | 胁痛、侧腹痛、过敏性肠炎等 |
| 下 3 | 内踝尖上 3 寸，胫骨前缘向内 1 厘米处 | 膝关节痛等 |
| 下 4 | 外踝尖上 3 寸，胫骨前缘与腓骨前缘的中点 | 股四头肌部痛、膝关节炎、下肢痿痹证、下肢瘫痪、趾关节痛 |
| 下 5 | 外踝尖上 3 寸，在外侧面中央 | 髋关节痛、踝关节扭伤等 |
| 下 6 | 外踝尖上 3 寸，靠跟腱外缘 | 急性腰扭伤、腰肌劳损、骶髂关节痛、坐骨神经痛、腓肠肌痉挛、脚前掌指痛 |

## 三、整理环节

整理实训物品。

（谭代代　吴贤贵）

## 练习页

请在以下空白区，绘制腕踝针对应的人体分区以及进针点。

1. 前面分区

2. 后面分区

3. 腕部进针点

4. 踝部进针点

## 实训评价

| 小组 | | 姓名 | |
|---|---|---|---|
| 实训项目 | | | |

| 环节 | 记录 | 分值 | 得分 |
|---|---|---|---|
| 准备 | 各类物品齐备 | 10 | |
| 操作 | (1) 腕踝针对应的人体6个分区顺序排列正确，分界线精准，整体美观 | 20 | |
| | (2) 腕部6个进针点的顺序排列正确，定位精准，符合骨度分寸定位法取穴要求 | 30 | |
| | (3) 踝部6个进针点的顺序排列正确，定位精准，符合骨度分寸定位法取穴要求 | 30 | |
| 整理 | 清洗模型，分类整理实训物品 | 10 | |
| 总分 | | 100 | |
| 小组评价 | | | |
| 教师评价 | | | |

我的心得

# 任务六 腕踝针的操作方法

**学习目标**

1. 知识目标：能够叙述腕踝针的操作步骤、选穴原则，根据选穴原则选择正确的进针点。

2. 能力目标：能够熟练完成腕踝针的针刺操作。

3. 素质目标：在操作中培养细致严谨的职业态度、无菌意识、规范意识，体现人文关怀，追求精益求精的精神。

## 典型任务

对接针灸医师进行腕踝针操作工作。

## 实训重难点

1. 实训重点：腕踝针的进针操作与选穴练习。
2. 实训难点：腕踝针的针刺深度。

## 实训内容

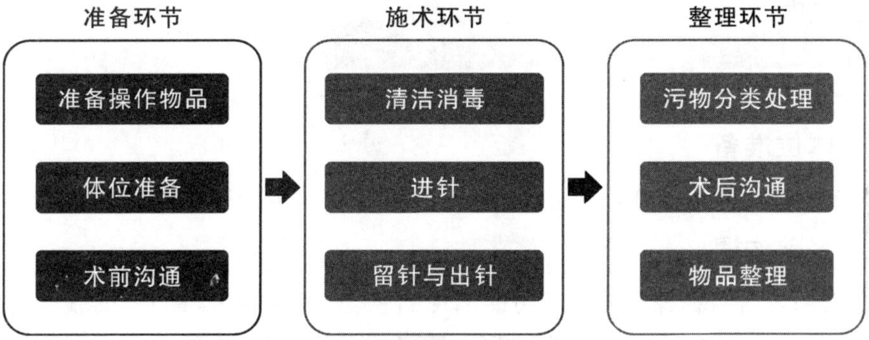


图 5-6-1　工作流程

表 5-6-1 实训内容和对应知识点

| 实训内容 | 对应知识点 |
|---|---|
| 明确工作流程 | 程序性知识：临床工作流程、技能竞赛程序 |
| 体位准备 | 陈述性知识：体位准备的原则 |
| 清洁消毒、揣穴 | (1) 技能性知识：无菌操作技能；<br>(2) 职业素养：无菌观念 |
| ▲ 腕踝针的进针方法、进针层次（按照进针角度、深度要求，在针刺模型上练习熟练后，分别在人体腕部、踝部完成一次针刺） | 技能性知识：腕踝针的针刺方法 |
| 留针与出针 | |
| 术前、术后沟通 | 职业素养：仁心仁术、爱患如亲的职业道德 |

▲ 为本次任务技能实训重点。

# 一、准备环节

## （一）物品准备

表 5-6-2 物品种类

| 针刺用具 | 消毒用具 | 清理工具 |
|---|---|---|
| (1) 1.5 寸的毫针若干；<br>(2) 针刺包、针刺盒 | (1) 75%酒精、碘伏、消毒干棉球；<br>(2) 泡镊桶、镊子、弯盘 | (1) 锐器桶；<br>(2) 污物桶 |
| 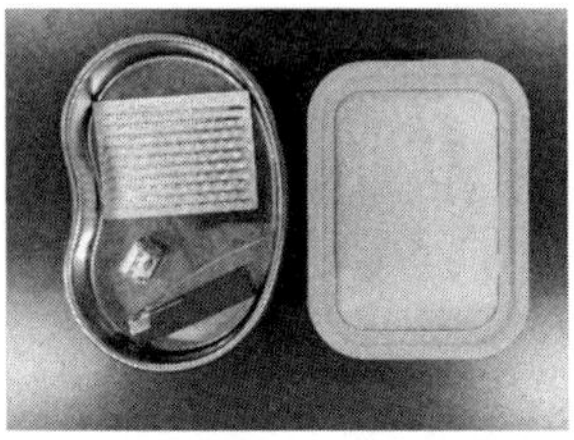 | 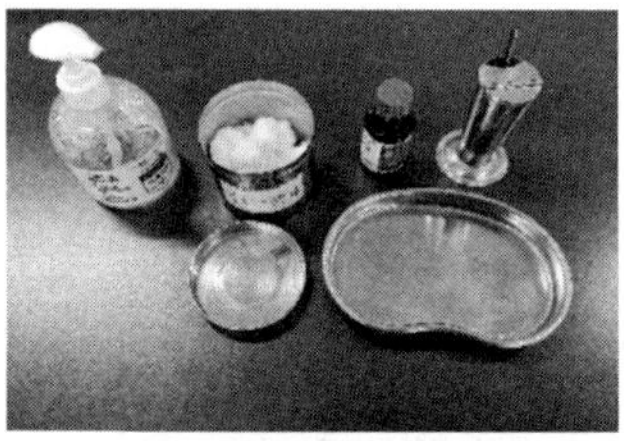 | 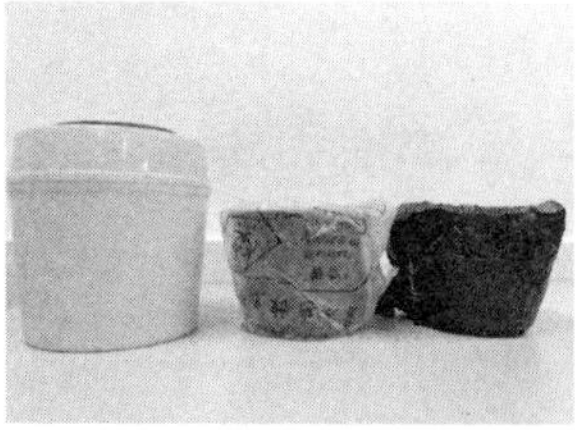 |

## （二）体位准备

体位选择的原则——患者舒适自然，能持久留针；医生能正确取穴，操作方便。

## （三）术前沟通

1. 告知患者（模特）操作内容及可能出现的感受，消除患者（模特）的紧张心理；告知患者（模特）施术过程中需要配合的事项。

2. 告知患者（模特）如出现不适，须立即告知医生（施术者）。

## 二、施术环节

### （一）选穴练习

腕部进针点

表 5－6－3　选穴原则与适应范围

| 序号 | 选穴原则 | 适应范围 |
| --- | --- | --- |
| 1 | 上病取上、下病取下 | 如上部病症“胸闷”取上 2 进针点；下部病症“膝关节痛”取下 3 进针点 |
| 2 | 左病取左、右病取右 | 如左侧肩周炎取左侧上 4 进针点 |
| 3 | 区域不明取双上 1 | 针对区域不明或病因复杂、多区域的病症 |
| 4 | 上下同取 | 病症位于横膈线上、下 |
| 5 | 左右同取 | 病症位于躯干部 |

### （二）技法练习

表 5－6－4　腕踝针针刺操作练习

| 操作要领 | 视频演示 |
| --- | --- |
| (1) 完成消毒后，医者押手固定进针点上部（拇指拉紧皮肤），刺手拇指在下，食、中指在上夹持针柄，针与皮肤成 30°，快速刺入皮下，针体紧贴皮肤表面，沿皮下浅表层刺入一定深度，以针下有松软感为宜，患者无痛；<br>(2) 若患者有酸、麻、胀、重感觉，说明针体刺入筋膜下层，进针过深，须要调针至皮下浅表层，针刺深度约 1.5 寸；<br>(3) 针刺方向一般朝上，如病变在四肢末端则针刺方向朝下；<br>(4) 针刺沿皮下浅表层进达一定深度后，留针 20～30 分钟，不作捻转提插；<br>(5) 常规出针 | 腕踝针（腕部）操作视频<br>腕踝针（踝部）操作视频 |

## 三、整理环节

### （一）污物分类处理

1. 使用后的针具按照损伤性废物处理标准投放至利器盒中。
2. 其他使用后的物品统一投放至普通污物桶中。

### （二）健康宣教

嘱患者注意针刺部位的清洁护理。

（谭代代　吴贤贵）

## 实训评价

<table>
<tr><td>小组</td><td colspan="2"></td><td>姓名</td><td></td></tr>
<tr><td>实训项目</td><td colspan="4"></td></tr>
<tr><th>环节</th><th colspan="2">记录</th><th>分值</th><th>得分</th></tr>
<tr><td rowspan="3">准备</td><td colspan="2">(1) 各类物品齐备</td><td>5</td><td></td></tr>
<tr><td colspan="2">(2) 根据所选腧穴,准备正确的体位,符合体位选择的原则。能耐心和患者沟通行针操作的常见感受,消除患者的紧张心理</td><td>10</td><td></td></tr>
<tr><td colspan="2">(3) 选择 75%的酒精棉球对医者手部擦拭消毒,选择 75%的酒精棉球或 0.5%的碘伏棉球对患者腧穴由内向外进行消毒,消毒动作熟练,方向正确</td><td>10</td><td></td></tr>
<tr><td rowspan="3">施术</td><td colspan="2">(1) 进针角度约为 30°,如病证表现在进针点上部者,则针尖向心方向针刺;如病证表现在进针点下部者,则针尖离心方向针刺;进针深度约 1.5 寸。进针顺利,患者无痛</td><td>40</td><td></td></tr>
<tr><td colspan="2">(2) 留针,不行针</td><td>10</td><td></td></tr>
<tr><td colspan="2">(3) 出针:缓慢将针捻至皮下后出针,动作轻巧</td><td>10</td><td></td></tr>
<tr><td rowspan="2">整理</td><td colspan="2">(1) 将针具及其他污物放置在正确的污物桶中</td><td>5</td><td></td></tr>
<tr><td colspan="2">(2) 向患者宣教针刺后的注意事项,体现人文关怀</td><td>10</td><td></td></tr>
<tr><td colspan="3">总分</td><td>100</td><td></td></tr>
<tr><td>小组评价</td><td colspan="4"></td></tr>
<tr><td>教师评价</td><td colspan="4"></td></tr>
</table>

我的心得

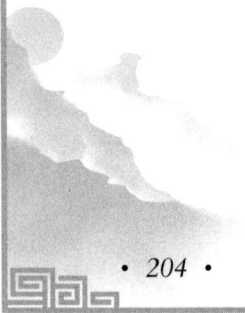

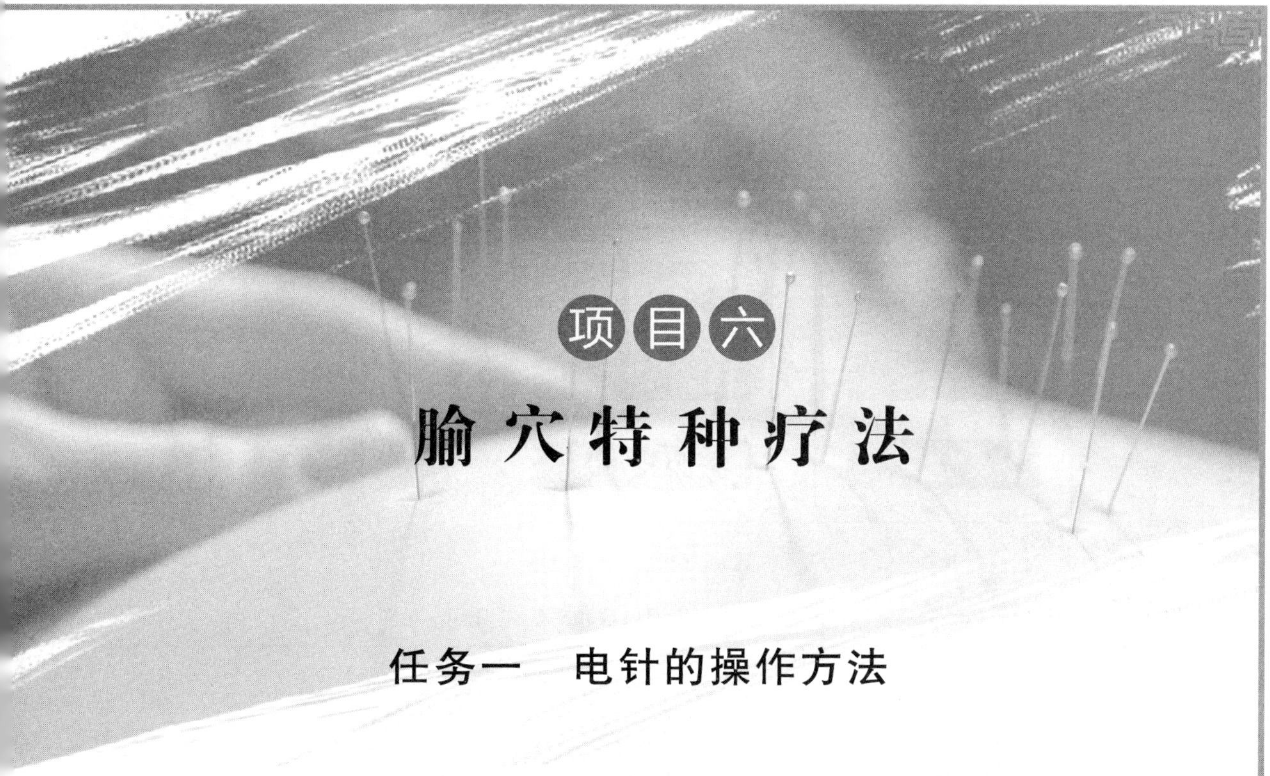

# 项目六

# 腧穴特种疗法

## 任务一　电针的操作方法

**学习目标**

1. 知识目标：能够完整列举电针法的所需物品；能够根据患者的情况选择合适的电针波形、波幅、波宽和频率。

2. 能力目标：能够独立准备电针法所需用具；能够熟练准确操作电针仪；能够熟练对医者手部、患者腧穴和针具进行消毒；能够正确处理电针操作产生的废弃物。

3. 素质目标：在准备工作中锻炼细致严谨的职业态度、无菌意识、规范意识。

### 典型任务

对接针灸医师使用电针法进行操作的各项工作。

### 实训重难点

1. 实训重点：能够熟练叙述工作流程与详细步骤；实训中严格遵守操作规范。
2. 实训难点：能根据不同病症，选择正确的波形、波幅、波宽和频率。

## 实训内容

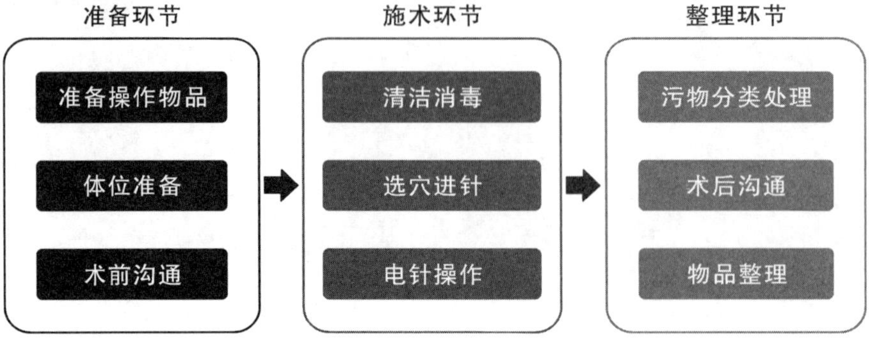


图 6-1-1　工作流程

表 6-1-1　实训内容和对应知识点

| 实训内容 | 对应知识点 |
| --- | --- |
| 明确工作流程 | 程序性知识：临床工作流程、技能竞赛程序 |
| 体位准备 | 陈述性知识：体位准备的原则 |
| 清洁消毒、揣穴 | （1）技能性知识：无菌操作技能；<br>（2）职业素养：无菌观念 |
| ▲ 选穴进针 | 技能性知识：电针操作技能 |
| ▲ 连接导线、调节电针参数 | 陈述性知识：电针选穴的方法 |
| 术前、术后沟通 | 职业素养：仁心仁术、爱患如亲的职业道德 |

▲ 为本次任务技能实训重点。

## 一、准备环节

### （一）物品准备

表 6-1-2　物品种类

| 针刺用具 | 消毒用具 | 清理工具 |
| --- | --- | --- |
| （1）不同规格的毫针；<br>（2）电针仪、导线 | （1）75%酒精、碘伏、消毒干棉球；<br>（2）泡镊桶、镊子、弯盘 | （1）锐器桶；<br>（2）污物桶 |
| 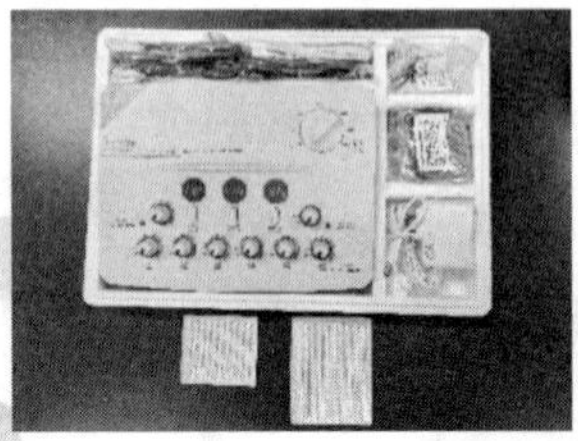 | 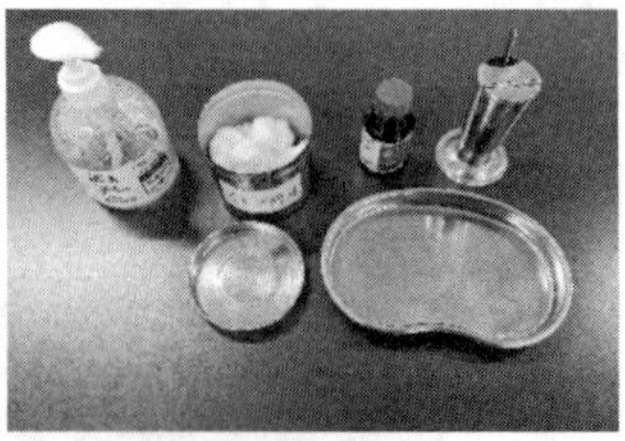 | 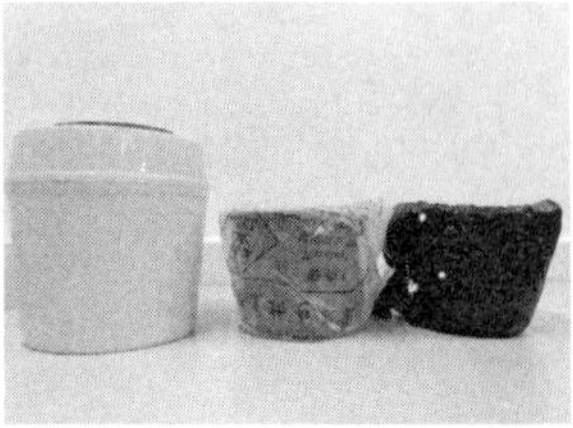 |

### （二）体位准备

1. 体位选择的原则：患者舒适自然，能持久接受电针刺激；医生能正确取穴，方便针刺、接拆导线。

2. 常用体位：仰卧位、俯卧位、侧卧位、仰靠坐位、俯伏坐位、侧伏坐位等。

### （三）术前沟通

1. 告知患者（模特）操作内容及可能出现的感受，消除患者（模特）的紧张心理；告知患者（模特）施术过程中需要配合的事项。

2. 告知患者（模特）如出现不适，须立即告知医生（施术者）。

## 二、施术环节

### （一）消毒清洁

1. 针具消毒

（1）一次性无菌针具，无需消毒。

（2）重复使用的毫针，常用消毒方法包括：高压蒸汽灭菌法、药物浸泡消毒法、煮沸消毒法。

2. 医者手部消毒

先用清水洗净双手，再用75％的酒精棉球或0.5％的碘伏棉球涂擦消毒。

3. 患者腧穴消毒

在所选定的穴位皮肤上用75％的酒精棉球或0.5％的碘伏棉球擦拭消毒。擦拭时应从穴位中心向外周作环形消毒。穴位皮肤消毒后，必须避免接触污物，防止重新污染。

### （二）选穴针刺

1. 选穴：电针的选穴，既可按经络、脏腑辨证选穴，又可结合神经的分布，选取有神经干通过的穴位及肌肉神经运动点。此外，为避免电流影响心脏等重要脏器，宜成对同侧选穴。

2. 针刺：采用单手进针、双手进针法进行针刺，进针后行针得气。

### （三）电针仪操作

1. 连接电针：电针治疗仪使用前，必须先将所有输出旋钮调到“0”位，再将电针仪上每对输出的2个电极分别连接在2根毫针上。

2. 参数调节：打开电源开关，根据病证选好波型，缓慢调节输出电流强度，注意切勿突然增大，至患者产生酸、麻、胀、热等感觉，或局部肌肉出现节律性收缩，并分别进行弱刺激、中刺激和强刺激。

3. 结束操作：电针操作结束时，应先将输出电位器回到“0”位，再关闭电源，最后拆除导线并出针，出针后注意使用消毒干棉球按压，以防止出血。

表 6-1-3 电针操作

| 电针操作视频 |
| --- |
| |

## 三、整理环节

### （一）污物分类处理

1. 针具

使用后的针具按照损伤性废物处理标准投放至利器盒中。

2. 棉球及其他废弃物

棉球等污物投放至医疗废物桶，其他使用后的物品统一投放至普通污物桶中。

### （二）健康宣教

1. 嘱患者注意针刺部位的清洁护理。
2. 嘱患者电针操作后常见不良反应及其他注意事项。

**拓展阅读**

**智能化电针仪**

智能化是电针仪研发的最新趋势，近年来，电针仪在设计和研发过程中不断提高智能化程度，更好地满足临床应用的多样化需求，主要是从人机操作方面进行技术突破。一方面是设计良好的人机界面，可以从感官感受、行为方式上给予操作者强烈的直观感受；另一方面是参数自由调节、参数精准度高，参数的自由调节有利于患者根据个人感受合理调节刺激强度，既能够解决电针仪工作期间患者感觉减弱的问题，又能有效避免由于旋钮精度存在误差而引发医疗事故。

（引自：陶雅文，席强，郭义，等. 传统电针仪存在的问题及发展方向[J]. 上海针灸杂志，2024，42(4)：415-419.）

（李涛　谭代代）

## 实训评价

| 小组 | | 姓名 | |
|---|---|---|---|
| 实训项目 | | | |

| 环节 | 记录 | 分值 | 得分 |
|---|---|---|---|
| 准备 | (1) 各类物品准备齐备 | 5 | |
| | (2) 根据所选腧穴,准备正确的体位,耐心向患者沟通电针操作的常见感受,缓解患者紧张情绪 | 10 | |
| | (3) 检查电针,并将电针所有旋钮归零 | 10 | |
| 施术 | (1) 消毒动作规范熟练,方向正确 | 5 | |
| | (2) 根据电针操作要求正确选一组腧穴,进针方法正确,动作规范熟练 | 10 | |
| | (3) 电针操作流程正确,动作熟练规范,正确选择波形、频率、电流等各类参数。其中,电流大小必须由小至大缓慢调节,不得突然增大 | 30 | |
| | (4) 电针操作过程中,时刻观察患者的表现,避免发生晕针现象。时间结束后,先关闭电源,将旋钮归零后,缓慢出针 | 20 | |
| 整理 | (1) 将针具及其他污物放置在正确的污物桶中 | 5 | |
| | (2) 向患者宣教电针后的注意事项 | 5 | |
| 总分 | | 100 | |
| 小组评价 | | | |
| 教师评价 | | | |

我的心得

# 任务二　电针的临床应用

**学习目标**

1. 知识目标：能够完整列举电针法的所需物品；能够对常见病症进行诊断和辨证；能够准确制定电针处方。

2. 能力目标：能够熟练准确地操作电针仪，熟悉临床诊疗流程，能够根据不同病症设立正确处方并选择合适的各项参数进行电针操作。

3. 素质目标：在模拟临床应用中培养优良的职业道德、救死扶伤的职业精神。

## 典型任务

对接针灸医师使用电针法对常见病症进行辨证施治。

## 实训重难点

1. 实训重点：能够熟练进行电针法操作，实训中严格遵守操作规范。

2. 实训难点：对常见病症进行准确诊断、辨证，并根据诊断和辨证结果正确选穴，选择合适的波形、波幅、波宽和频率。

## 实训内容

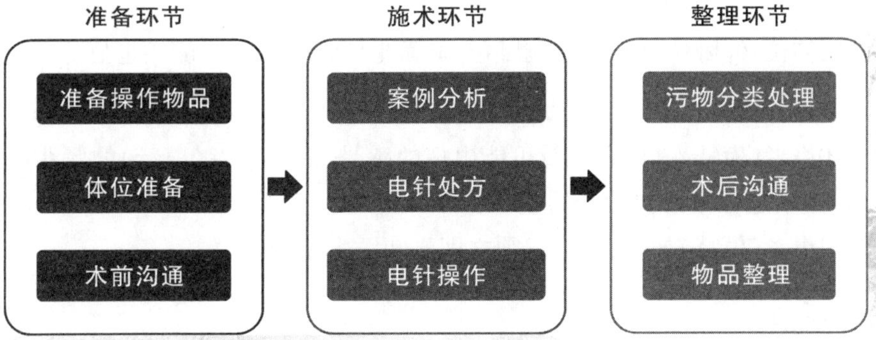


**图 6-2-1　工作流程**

表 6-2-1　实训内容和对应知识点

| 实训内容 | 对应知识点 |
|---|---|
| 明确工作流程 | 程序性知识：临床工作流程 |
| 体位准备 | 陈述性知识：体位准备的原则 |
| 清洁消毒、揣穴 | (1) 技能性知识：无菌操作技能；<br>(2) 职业素养：无菌观念 |
| ▲ 案例分析、电针处方 | 技能性知识：电针的临床应用技能 |
| 电针操作 | |
| 术前、术后沟通 | 职业素养：仁心仁术、爱患如亲的职业道德 |

▲ 为本次任务技能实训重点。

## 一、准备环节

### （一）物品准备

表 6-2-2　物品种类

| 针刺用具 | 消毒用具 | 清理工具 |
|---|---|---|
| (1) 不同规格的毫针；<br>(2) 电针仪、导线 | (1) 75%酒精、碘伏、消毒干棉球；<br>(2) 泡镊桶、镊子、弯盘 | (1) 锐器桶；<br>(2) 污物桶 |
| 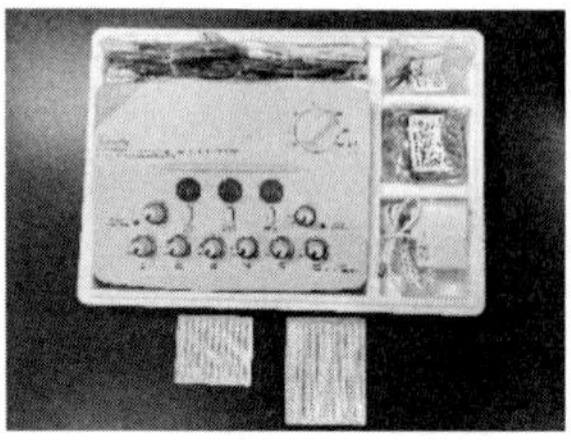 | 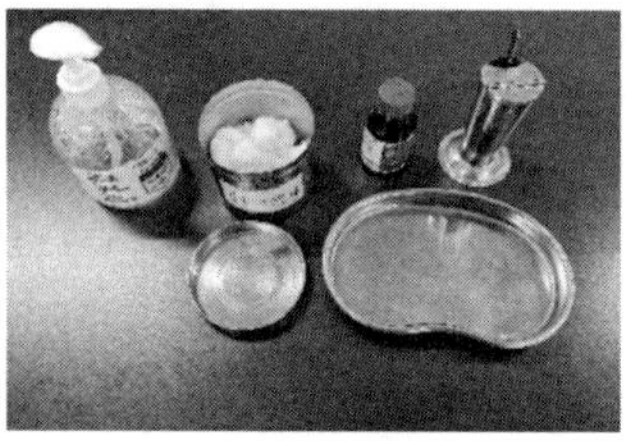 | 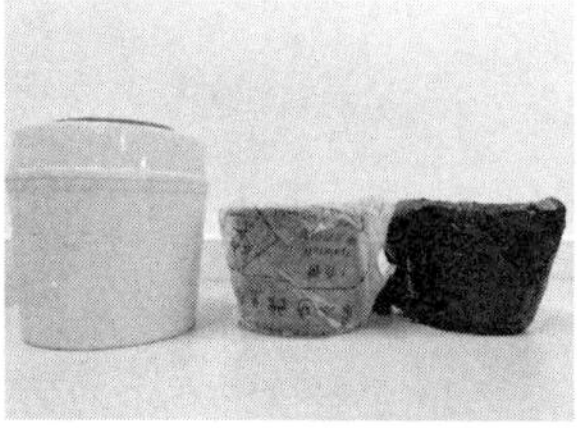 |

### （二）体位准备

1. 体位选择的原则：患者舒适自然，能持久接受电针刺激；医生能正确取穴，方便针刺、接拆导线。

2. 常用体位：仰卧位、俯卧位、侧卧位、仰靠坐位、俯伏坐位、侧伏坐位等。

### （三）术前沟通

1. 告知患者（模特）操作内容及可能出现的感受，消除患者（模特）的紧张心理；告知患者（模特）施术过程中需要配合的事项。

2. 告知患者（模特）如出现不适，须立即告知医生（施术者）。

## 二、施术环节

### （一）常见病症诊断和辨证分型

电针广泛应用于内、外、妇、儿、五官、骨伤等各种疾病，如头痛、三叉神经痛、坐骨神经痛、牙痛、痛经、面神经麻痹、视神经萎缩、多发性神经炎、肢体瘫痪、神经衰弱等。根据中医辨证要求，在明确诊断的基础之上，将四诊收集的临床证候，通过分析综合，辨清疾病的原因、性质、部位、邪正关系等，概括判断为具体证型。

### （二）制定电针处方

根据诊断和辨证分型结果，确立电针处方，并遵循成对同侧选穴原则。

表 6－2－3　常见病症电针处方

| 常见病症 | 电针处方 |
|---|---|
| 偏头痛 | 头维、率谷、太阳、风池、外关 |
| 坐骨神经痛 | 大肠俞、环跳、委中、阳陵泉 |
| 痛经 | 关元、血海、三阴交、地机 |
| 面神经麻痹 | 地仓、颊车、下关、翳风、合谷 |
| 多发性神经炎 | 合谷、内关、足三里、三阴交 |
| 胆囊炎与胆结石 | 日月、胆俞、中脘、胆囊穴 |
| 神经衰弱 | 神门、三阴交、安眠 |
| 肩周炎 | 肩髎、肩前、肩贞 |
| 胃溃疡 | 中脘、内关、足三里、脾俞、胃俞 |
| 带状疱疹 | 华佗夹脊穴、大椎、支沟、阳陵泉 |

### （三）模拟案例

针对实训报告中 2 个案例，分角色扮演医患双方，拟定针刺处方，填写实训报告（见后附案例练习），并完成毫针刺法，应用电针。

### （四）电针仪操作

1. 操作前准备：电针治疗仪使用前，必须先将所有输出旋钮调到“0”位，再将电针仪上每对输出的 2 个电极分别连接在 2 根毫针上。

2. 参数调节：打开电源开关，根据病症选好波型、频率，缓慢调节输出电流强度，至患者产生酸、麻、胀、热等感觉，或局部肌肉出现节律性收缩为止。

3. 结束操作：应先将输出电位器回到“0”位，再关闭电源，最后拆除导线并出针。

## 三、整理环节

### （一）污物分类处理

1. 针具：使用后的针具按照损伤性废物处理标准投放至利器盒中。

2. 棉球及其他废弃物：棉球等污物投放至医疗废物桶，其他使用后的物品统一投放至普通污物桶中。

### （二）健康宣教

1. 嘱患者注意病症调护，以及针刺部位的清洁护理。

2. 叮嘱患者电针操作后常见不良反应及其他注意事项。

## 拓展阅读

近年来，有研究表明电针听会、本神穴结合康复训练可提高精神发育迟滞患儿语言功能，改善患儿认知水平。中医认为以孤独症为代表的小儿脑病是以先天不足、后天失养、脑髓空虚为共同病机的神经发育障碍性疾病，具有诸多相同的临床表现。因而以开脑窍、通耳窍为治疗原则治疗小儿脑病均取得良好疗效，电针听会、本神穴为治疗方法，可改善不同小儿脑病的语言功能，提高认知水平，具有异病同治的理论依据和指导临床的实践意义。

（引自：傅萍，阙秀琴，吴强. 电针听会、本神穴联合康复训练治疗精神发育迟滞患儿的临床效果[J]. 中国当代医药，2024，31(32)：39－43.）

（李涛　谭代代）

## 案例练习

**病案 1：**

李某，女，52 岁。病史摘要：患者 1 月前因洗浴后汗出受凉出现畏寒头痛，近 2 周头痛加重以右侧明显，痛甚时可连及头顶。头痛以右侧尤为明显，痛时头部沉重，胸闷，舌质淡，苔白腻，脉弦而滑。

| 诊断 | 我的分析 |
| --- | --- |
| 疾病诊断 | |
| 辨证分型 | |
| 针灸处方 | |

**病案 2：**

陈某，男，24 岁。病史摘要：患者 3 天前因夜间感受风寒，次日晨起发觉左侧面部麻木，不能皱额、闭目，左侧口角下垂歪向右侧，鼓腮时左侧口角不能闭合而漏气。2 天前到市某医院检查，血压正常，行头颅 CT 亦未见明显异常，舌淡，苔薄白，脉浮紧。

| 诊断 | 我的分析 |
| --- | --- |
| 疾病诊断 | |
| 辨证分型 | |
| 针灸处方 | |

## 实训评价

| 小组 | | 姓名 | |
|---|---|---|---|
| 实训项目 | | | |

| 环节 | 记录 | 分值 | 得分 |
|---|---|---|---|
| 准备 | 物品齐备，电针使用前进行检查 | 5 | |
| 施术 | (1) 疾病诊断、辨证分型正确 | 10 | |
| | (2) 根据疾病拟定合理的针灸处方，确定应用电针的1组腧穴 | 20 | |
| | (3) 体位选择适宜 | 5 | |
| | (4) 严格消毒，根据腧穴特点，选择合适的进针方法，进针顺利 | 10 | |
| | (5) 按照电针操作要求，连接电针，调节参数，完成模拟治疗 | 30 | |
| | (6) 整个诊治环节注重人文关怀，观察患者表现，避免出现晕针 | 10 | |
| 整理 | (1) 将针具及其他污物放置在正确的污物桶中 | 5 | |
| | (2) 向患者宣教电针后的注意事项以及疾病的预后防护 | 5 | |
| 总分 | | 100 | |
| 小组评价 | | | |
| 教师评价 | | | |

我的心得

# 任务三　穴位注射的操作方法

**学习目标**

1. 知识目标：能够完整列举穴位注射法的所需物品；能够根据患者的情况选择合适的针具和常用药物。

2. 能力目标：能够独立准备穴位注射所需用具；能够熟练准确地操作针具；能够熟练对医者手部、患者腧穴和针具进行消毒；能够正确处理穴位注射操作产生的废弃物。

3. 素质目标：在准备工作中锻炼细致严谨的职业态度、无菌意识、规范意识。

## 典型任务

对接针灸医师使用穴位注射法进行操作的各项工作。

## 实训重难点

1. 实训重点：能够熟练叙述工作流程与详细步骤；熟练掌握穴位注射操作流程。

2. 实训难点：根据病情、年龄、注射的部位、药物的性质和浓度等因素确定注射的剂量。

## 实训内容

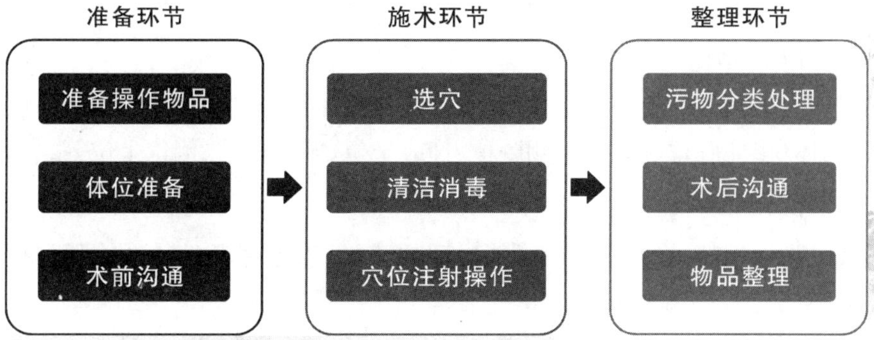


图 6-3-1　工作流程

表 6-3-1　实训内容和对应知识点

| 实训内容 | 对应知识点 |
|---|---|
| 明确工作流程 | 程序性知识:临床工作流程 |
| 体位准备 | 陈述性知识:体位准备的原则 |
| 清洁消毒、揣穴 | (1) 技能性知识:无菌操作技能;<br>(2) 职业素养:无菌观念 |
| ▲ 注射穴位与药物的选择、穴位注射操作 | 技能性知识:穴位注射操作技能 |
| 术前、术后沟通 | 职业素养:仁心仁术、爱患如亲的职业道德 |

▲ 为本次任务技能实训重点。

# 一、准备环节

## (一) 物品准备

表 6-3-2　物品种类

| 穴位注射用品 | 消毒用具 | 清理工具 |
|---|---|---|
| (1) 不同规格的针具;<br>(2) 常用注射药物(1 种即可,常用 B 族维生素注射液) | (1) 75%酒精、碘伏、消毒干棉球;<br>(2) 泡镊桶、镊子、弯盘 | (1) 锐器桶;<br>(2) 污物桶 |
| 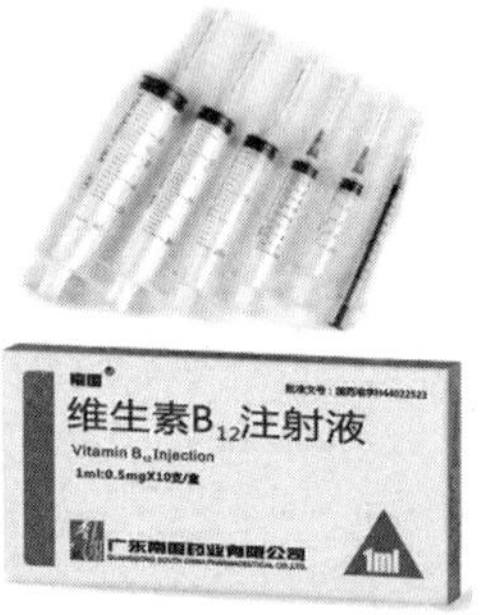 | 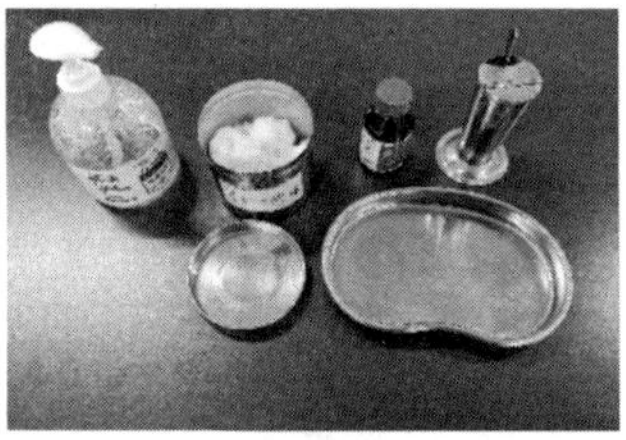 | 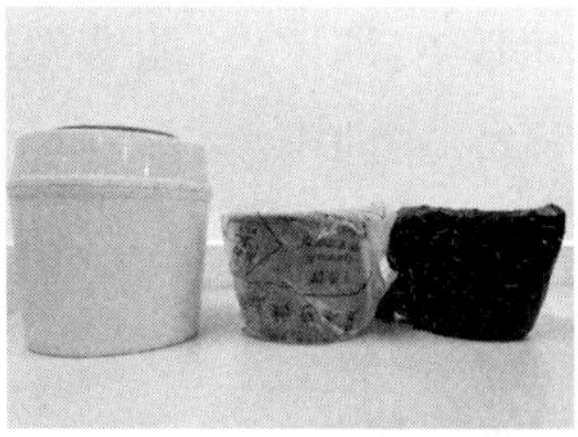 |

## (二) 体位准备

1. 体位选择的原则:患者舒适自然,能持久保持体位;医生能正确取穴,方便操作。

2. 常用体位:仰卧位、俯卧位、侧卧位、仰靠坐位、俯伏坐位、侧伏坐位等。

## (三) 术前沟通

1. 告知患者(模特)操作内容及可能出现的感受,消除患者(模特)的紧张心理;告知患者(模特)施术过程中需要配合的事项。

2. 告知患者(模特)如出现不适,须立即告知医生(施术者)。

## 二、操作环节

### （一）消毒清洁

1. 针具消毒

一次性无菌注射器，无需消毒。

2. 医者手部消毒

先用清水洗净双手，再用75%的酒精棉球或0.5%的碘伏棉球涂擦消毒。

3. 患者腧穴消毒

在所选定的穴位皮肤上用75%的酒精棉球或0.5%的碘伏棉球擦拭消毒。擦拭时应从穴位中心向外周作环形消毒。穴位皮肤消毒后，必须避免接触污物，防止重新污染。

### （二）选穴和药物选择

1. 选穴：穴位注射的选穴，即可根据针灸治疗处方原则辨证取穴，也可结合经络、经穴触诊法选取阳性反应点，其触诊部位一般是背腰部的背俞穴、胸腹部的募穴和四肢部的某些特定穴。

2. 药物选择：选用易于吸收、刺激性较弱可作肌肉注射的药液。

**表6-3-3 穴位注射常用药物**

| 中药制剂 | 维生素类制剂 | 其他常用药物 |
| --- | --- | --- |
| 复方当归注射液、丹参注射液、生脉注射液、柴胡注射液、威灵仙注射液等 | 维生素 $B_1$、$B_6$、$B_{12}$ 注射液，维生素C注射液，维丁胶性钙注射液等 | 生理盐水注射液、葡萄糖注射液、ATP、辅酶A、硫酸阿托品、泼尼松龙等 |

### （三）穴位注射操作

1. 操作要点：局部皮肤常规消毒后，用无痛进针法刺入穴位，进针后慢慢推进或上下提插，待针下有“得气”感后，回抽一下，若回抽无血，再将药液推入穴位。

2. 结束操作：出针后，消毒干棉球按压，防止出血；观察患者有无不良反应，确认安全。

**表6-3-4 穴位注射操作**

| 操作视频 |
| --- |
| |

## 三、整理环节

### (一) 污物分类处理

1. 针具:使用后的针具按照损伤性废物处理标准投放至利器盒中。

2. 棉球及其他废弃物:棉球等污物投放至医疗废物桶,其他使用后的物品统一投放至普通污物桶中。

### (二) 健康宣教

1. 嘱患者注意穴位注射部位的清洁护理。

2. 嘱患者穴位注射操作后常见不良反应及其他注意事项。

### 拓展阅读

国内学者对“穴位注射”进行机制研究时,观察到不同组织层次穴位注射具有差异性。穴位皮内:感觉神经元较多且集中,腧穴皮部是皮内感受器的密集点,药物可随经络走行,更快捷高效到达痛点或靶器官,局部痛症治疗效果明显。穴位皮下:一般为脂肪和结缔组织,肥大细胞分布广泛,皮下注射血液吸收较慢,作用平稳且比较持久,药物刺激肥大细胞发挥经络的作用,在靶向部位起作用,能够减少药物的使用量。肌层:肌层感觉神经元分布较多且分散,易于“得气”,穴位肌肉注射与血药浓度关系不大,而是通过经络输送至靶器官,药物起效快,适用范围广。

(引自:任善洁,鹿洪秀,苏帆.不同组织层次穴位注射的作用、机制对比及研究进展[J].中国医药导报,2022,19(2):30-32.)

(李涛　荣卉)

## 实训评价

| 小组 | | 姓名 | |
|---|---|---|---|
| 实训项目 | | | |

| 环节 | 记录 | 分值 | 得分 |
|---|---|---|---|
| 准备 | (1) 各类物品准备齐备 | 5 | |
| | (2) 根据所选腧穴,准备正确的体位,耐心向患者沟通穴位注射操作的常见感受,缓解患者紧张心理 | 10 | |
| 施术 | (1) 消毒动作规范熟练,方向正确 | 10 | |
| | (2) 正确选穴,正确选择药物 | 10 | |
| | (3) 抽取药液:根据进针部位抽取适量药液,并排空针管内空气 | 10 | |
| | (4) 进针顺利,进针后慢慢推进或上下提插,待针下有“得气”感后,回抽一下,若回抽无血,再将药液推入穴位。操作流程正确,动作熟练规范。务必进行回抽,不回抽不得分 | 30 | |
| | (5) 注射要求:因穴位注射刺激性较强,针刺全程注意观察患者反应,防止发生晕针 | 10 | |
| 整理 | (1) 将针具及其他污物放置在正确的污物桶 | 5 | |
| | (2) 向患者宣教针刺后的注意事项 | 10 | |
| 总分 | | 100 | |
| 小组评价 | | | |
| 教师评价 | | | |

我的心得

# 任务四　穴位注射的临床应用

**学习目标**

1. 知识目标：能够完整列举穴位注射的所需物品；能够对常见病症进行诊断和辨证，并能够准确制定穴位注射处方。

2. 能力目标：能够熟练掌握穴位注射操作流程，熟悉临床诊疗流程，能够根据不同病症设立处方进行穴位注射操作，并选择合适的药物。

3. 素质目标：在模拟临床应用中培养优良的职业道德、救死扶伤的职业精神。



## 典型任务

对接针灸医师使用穴位注射法对常见病症进行辨证施治。

## 实训重难点

1. 实训重点：能够熟练进行穴位注射法操作，实训中严格遵守操作规范。

2. 实训难点：对常见病症进行准确诊断、辨证，并根据诊断和辨证结果正确制定处方，选择合适的穴位和药物。

## 实训内容

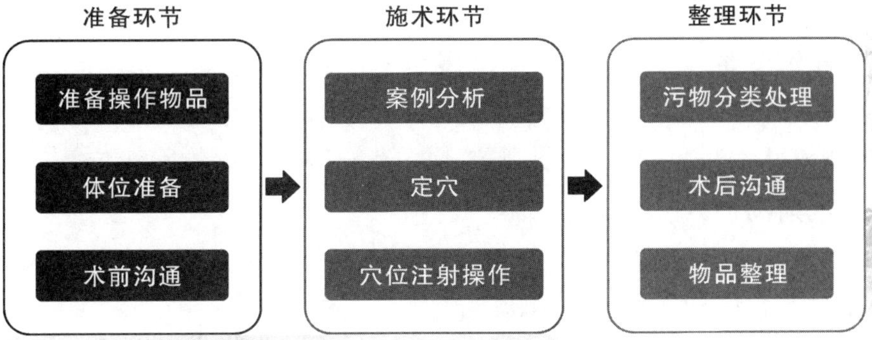


图 6-4-1　工作流程

**表 6－4－1　实训内容和对应知识点**

| 实训内容 | 对应知识点 |
|---|---|
| 明确工作流程 | 程序性知识：临床工作流程 |
| 体位准备 | 陈述性知识：体位准备的原则 |
| 清洁消毒、揣穴 | (1) 技能性知识：无菌操作技能；<br>(2) 职业素养：无菌观念 |
| ▲ 案例分析、制定针灸处方<br>▲ 穴位注射操作 | 技能性知识：穴位注射的临床应用 |
| 术前、术后沟通 | 职业素养：仁心仁术、爱患如亲的职业道德 |

▲ 为本次任务技能实训重点。

## 一、准备环节

### （一）物品准备

**表 6－4－2　物品种类**

| 针刺用具 | 消毒用具 | 清理工具 |
|---|---|---|
| (1) 不同规格的针具；<br>(2) 常用注射药物(1 种即可，常用 B 族维生素注射液) | (1) 75%酒精、碘伏、消毒干棉球；<br>(2) 泡镊桶、镊子、弯盘 | (1) 锐器桶；<br>(2) 污物桶 |
| 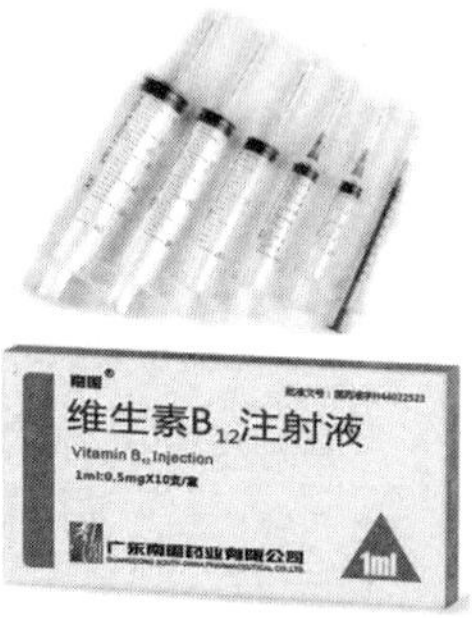 | 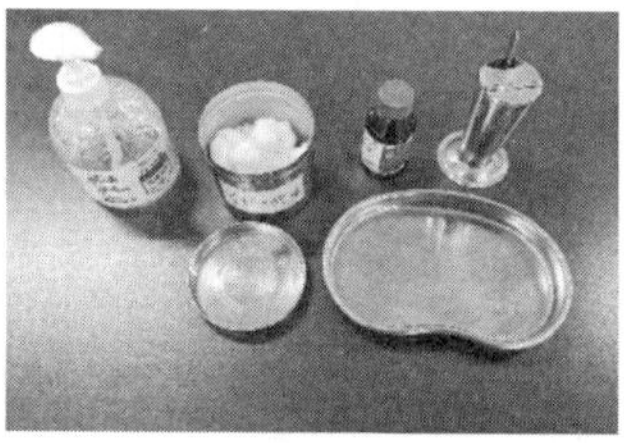 | 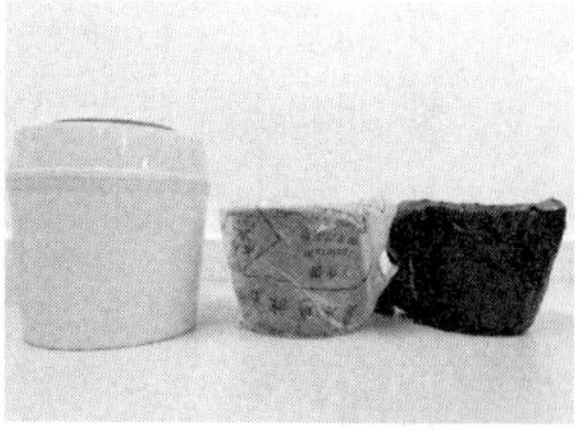 |

### （二）体位准备

1. 体位选择的原则：患者舒适自然，能持久保持体位；医生能正确取穴，方便操作。

2. 常用体位：仰卧位、俯卧位、侧卧位、仰靠坐位、俯伏坐位、侧伏坐位等。

### （三）术前沟通

1. 告知患者(模特)操作内容及可能出现的感受，消除患者(模特)的紧张心理；告知患者(模特)施术过程中需要配合的事项。

2. 告知患者(模特)如出现不适，须立即告知医生(施术者)。

## 二、操作环节

### （一）常见病症诊断和辨证分型

穴位注射法广泛应用于内、外、妇、儿、五官、骨伤等各种疾病，针灸的适应证大部分可用本法治疗。根据中医辨证要求，在明确诊断的基础之上，将四诊收集的临床证候，通过分析综合，辨清疾病的原因、性质、部位、邪正关系等，概括判断为具体证型。

### （二）制定穴位注射处方

根据诊断和辨证分型结果，选择合适药物，确立穴位注射处方。

表 6－4－3　常见病症穴位注射处方

| 常见病症 | 穴位注射处方 | 常用药物 |
|---|---|---|
| 支气管哮喘 | 定喘、肺俞、孔最 | 发作期：鱼腥草注射液、$K_3$ 注射液<br>缓解期：胎盘组织液、人参注射液 |
| 胃下垂 | 脾俞、胃俞、足三里 | 黄芪注射液、人参注射液 |
| 痢疾 | 上巨虚、天枢 | 庆大霉素、黄连素注射液 |
| 痛经 | 关元、中极、三阴交 | 当归注射液、0.5％普鲁卡因 |
| 腰肌劳损 | 腰夹脊穴 | 威灵仙注射液、当归注射液 |
| 带状疱疹后遗神经痛 | 夹脊穴、阿是穴 | 当归注射液、甲钴胺注射液 |
| 荨麻疹 | 合谷、曲池、血海、三阴交 | 复方丹参注射液、维丁胶性钙注射液 |
| 小儿遗尿 | 关元、三阴交 | 阿托品 0.25 mg |
| 慢性鼻炎 | 迎香、肺俞 | 辛夷花注射液、0.5％普鲁卡因 |

### （三）消毒清洁

1. 针具消毒

（1）一次性无菌注射器，无需消毒。

（2）如是重复使用的注射器，需严格消毒。

2. 医者手部消毒

先用清水洗净双手，再用75％的酒精棉球或0.5％的碘伏棉球涂擦消毒。

3. 患者腧穴消毒

在所选定的穴位皮肤上用75％的酒精棉球或0.5％的碘伏棉球擦拭消毒。擦拭时应从穴位中心向外周作环形消毒。穴位皮肤消毒后，必须避免接触污物，防止重新污染。

### （四）穴位注射操作

1. 操作：消毒后，用无痛进针法刺入穴位，进针后慢慢推进或上下提插，待针下有“得气”感后，回抽一下，若回抽无血，再将药液推入穴位。

2. 结束操作：出针后，消毒干棉球按压，防止出血；观察患者有无不良反应，确认安全。

## 三、整理环节

### （一）污物分类处理

1. 针具

使用后的针具按照损伤性废物处理标准投放至利器盒中。

2. 棉球及其他废弃物

棉球等污物投放至医疗废物桶，其他使用后的物品统一投放至普通污物桶中。

### （二）健康宣教

1. 嘱患者注意病症调护，以及针刺部位的清洁护理。
2. 嘱患者穴位注射操作后常见不良反应、疾病的预后防护及其他注意事项。

### 拓展阅读

穴位注射法经过多年发展，从最初的神经封闭疗法治疗单纯疼痛性疾病，到目前应用于内、外、妇、儿、骨等临床各科疾病。中医治疗妊娠剧吐由来已久，其认为孕后机体血聚于下以养胎，冲脉之血不足，而冲脉之气盛，冲气上逆，循经犯胃，胃失和降，故引发恶心呕吐。穴位注射内关、足三里等穴位，具有疏导水湿、宁心安神、平冲降逆、理气镇痛、和胃止呕的功效，能够明显缓解妊娠早期恶心呕吐症状。

（引自：周瑞，殷红梅，刘春丽. 穴位注射治疗妊娠剧吐疗效观察[J]. 山西中医，2024，40(3)：34－35.）

（李涛　荣卉）

## 案例练习

请以小组为单位，填写案例分析，并按照工作流程，模拟治疗过程。

**病案 1：**

张某，女，32 岁。病史摘要：患者因行经期间生气后开始出现小腹隐痛，后连续 3 月每逢行经期间出现小腹坠痛，经量时多时少，血色红紫夹血块，伴有胸胁胀痛，烦躁易怒。

| 诊断 | 我的分析 |
| --- | --- |
| 疾病诊断 | |
| 辨证分型 | |
| 针灸处方 | |

**病案 2：**

葛某某，男，43 岁。病史摘要：患者 7 天前无明显诱因出现右侧胁肋部疼痛，疼痛呈持续性刺痛，伴右胁肋出现大小不等疱疹，内侧成簇，基底部皮肤呈红色，剧烈烧灼样疼痛。无发热，无咳嗽，无肢体活动障碍，小便黄。舌质红，苔黄腻，脉滑数。

| 诊断 | 我的分析 |
| --- | --- |
| 疾病诊断 | |
| 辨证分型 | |
| 针灸处方 | |

## 实训评价

| 小组 | | 姓名 | |
|---|---|---|---|
| 实训项目 | | | |

| 环节 | 记录 | 分值 | 得分 |
|---|---|---|---|
| 准备 | (1) 各类物品齐备 | 5 | |
| | (2) 根据所选腧穴,准备正确的体位,符合体位选择的原则。能耐心与患者沟通,消除患者的紧张心理 | 10 | |
| 施术 | (1) 根据模拟病案准确诊断 | 10 | |
| | (2) 根据模拟病案准确辨证分型 | 10 | |
| | (3) 根据诊断和辨证结果制定处方,符合穴位注射选穴原则 | 20 | |
| | (4) 消毒动作规范熟练,方向正确 | 10 | |
| | (5) 根据腧穴所在部位选择合适的进针方法,穴位注射操作流程正确,动作熟练规范。操作中注重人文关怀,思想集中,认真负责 | 20 | |
| 整理 | (1) 将针具及其他污物放置在正确的污物桶中 | 10 | |
| | (2) 向患者宣教穴位注射后的注意事项以及疾病的预后防护 | 5 | |
| 总分 | | 100 | |
| 小组评价 | | | |
| 教师评价 | | | |

我的心得

# 任务五　穴位敷贴药物的选择与制作

**学习目标**

1. 知识目标：能够完整列举敷药制作的所需物品；能够根据患者的情况选择相应的药物。

2. 能力目标：能够独立准备敷药制作的用具；能够熟练掌握敷药制作方法；能够正确处理针刺产生的废弃物。

3. 素质目标：在准备工作中锻炼细致严谨的职业态度、无菌意识、规范意识。



## 典型任务

对接针灸医师穴位敷贴中敷药的制作工作。

## 实训重难点

1. 实训重点：能够熟练叙述工作流程与详细步骤；实训中严格遵守操作规范。
2. 实训难点：能够熟练掌握敷药制作操作方法。

## 实训内容

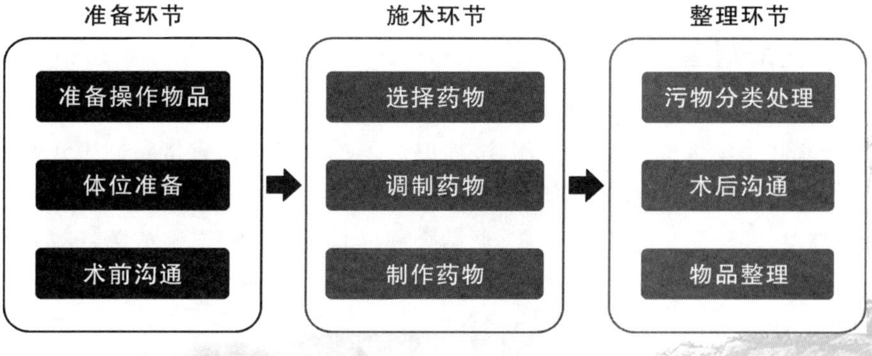


图 6-5-1　工作流程

表 6-5-1　实训内容和对应知识点

| 实训内容 | 对应知识点 |
| --- | --- |
| ▲ 调制药物、制作糊剂与丸剂 | 技能性知识：制作敷贴剂型的技能 |

▲ 为本次任务技能实训重点。

## 一、准备环节

### （一）物品准备

1. 敷贴常用药物（实训选择 3 种左右中药粉剂）、粘合剂（蜂蜜或水）。

2. 盛放药物的器皿。

### （二）选择药物

“外治之理即内治之理，外治之药亦即内治之药，所异者，法耳”（《理瀹骈文》）。故凡是临床上内治有效的汤剂、丸剂，一般都可以为末或熬膏调敷。但与内服药物相比，敷贴用药又有以下特点：

1. 应有通经活络、开窍走窜之品。“膏中用药，必得通经走络、开窍透骨、拔毒外出之品为引，如姜、葱、白芥子、花椒之类，要不可少，不独冰麝也”（《理瀹骈文》）。现在常用的这类药物有冰片、麝香、姜、葱、蒜、白芥子、花椒、丁香、肉桂、细辛、白芷、皂角刺等。

2. 多选气味俱厚之品，有时甚至选用力猛有毒的药物。如吴茱萸、大黄、生南星、生半夏、川乌、草乌、白附子、巴豆、马钱子、甘遂、斑蝥等。

3. 合理选择溶剂调和敷贴药物或熬膏，以达药力宏、吸收快、收效速的目的。醋调敷贴药，而起解毒、化瘀、敛疮等作用，虽用药猛，可缓其性；酒调敷贴药，则有行气、通络、消肿、止痛作用，虽用药缓，可激其性；油调敷贴药，又可护肤生肌。常用溶剂有水、醋、白酒或黄酒、姜汁、蜂蜜、蛋清、凡士林等。此外，尚可针对病情应用药物的浸剂作溶剂。

## 二、操作环节

### （一）敷药的剂型

1. 敷药的剂型较多，常用的有以下几种：

（1）生药剂：采集天然的新鲜生药，洗净捣烂，或切成片状，直接敷贴于穴位上。

（2）散剂：将药物研成细末，备用。

（3）糊剂：将药物研成细末后，以赋形粘合剂（如水、醋、酒、蛋清或姜汁等），把药末调和成糊状即成。

（4）饼剂：将药末制成圆饼形，进行敷贴的一种剂型。

（5）丸剂：将药物研成细末，用水或蜂蜜等拌和均匀，制成如绿豆或黄豆大的小型药丸。

（6）膏剂：将所选药物制成硬膏、软膏和膏药胶布。

### （二）制作糊剂

以小组为单位，体验制作糊剂。

制作方法：取丁香粉、肉桂粉、白胡椒粉各 15 g，缓缓加入清水搅拌均匀，至药物成糊状。

### （三）制作丸剂

以小组为单位，体验制作丸剂。

制作方法：取丁香粉、肉桂粉、白胡椒粉各 15 g，缓缓加入蜂蜜搅拌均匀，药剂可揉搓成型不粘手，随后制作小、中、大三种不同规格的丸剂。

## 三、整理环节

### 污物处理

1. 使用后的托盘等消毒后摆放整齐。
2. 其他使用后的物品统一投放至普通污物桶中。

（鲁静）

## 实训评价

| 小组 | | 姓名 | |
|---|---|---|---|
| 实训项目 | | | |

| 环节 | 记录 | 分值 | 得分 |
|---|---|---|---|
| 准备 | （1）各类物品齐备 | 5 | |
| | （2）叙述敷贴常用药物的分类及代表药物 | 15 | |
| 操作 | （1）根据疾病取出相应的敷药，药物符合敷贴常用药的一般要求 | 10 | |
| | （2）制作丸剂，要求黏度适中，根据敷料大小制作大小适宜的丸剂，基本呈球状。台面基本整洁 | 30 | |
| | （3）时间要求：动作熟练，20 分钟内完成制作丸剂 30 个 | 30 | |
| 整理 | 将用具放置在正确的污物桶中，物品归纳整理 | 10 | |
| 总分 | | 100 | |
| 小组评价 | | | |
| 教师评价 | | | |

我的心得

# 任务六　穴位敷贴的应用

**学习目标**

1. 知识目标：能够完整列举穴位敷贴的所需物品；能够根据患者的情况辨证选穴，进行敷贴操作。

2. 能力目标：能够独立准备穴位敷贴的用具；能够熟练准确地对医者手部、患者腧穴进行消毒；能够熟练掌握穴位敷贴操作方法；能够正确处理敷贴产生的废弃物。

3. 素质目标：在准备工作中锻炼细致严谨的职业态度、无菌意识、规范意识。



## 典型任务

针对个体辨证论治，进行穴位敷贴的操作。

## 实训重难点

1. 实训重点：能够熟练叙述工作流程与详细步骤；实训中严格遵守操作规范。
2. 实训难点：能够熟练掌握穴位敷贴操作方法。

## 实训内容

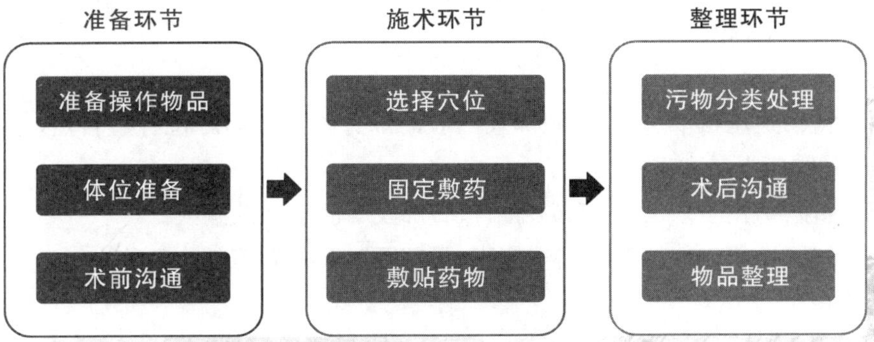


图 6－6－1　工作流程

**表 6－6－1　实训内容和对应知识点**

| 实训内容 | 对应知识点 |
| --- | --- |
| 明确工作流程 | 程序性知识：临床工作流程 |
| 体位准备 | 陈述性知识：体位准备的原则 |
| 清洁消毒、揣穴 | (1) 技能性知识：无菌操作技能；<br>(2) 职业素养：无菌观念 |
| ▲ 选穴定位、敷贴药物 | 技能性知识：临床常见疾病选穴与敷贴的能力 |
| 术前、术后沟通 | 职业素养：仁心仁术、爱患如亲的职业道德 |

▲ 为本次任务技能实训重点。

# 一、准备环节

## （一）物品准备

**表 6－6－2　物品种类**

| 敷贴用具 | 消毒用具 | 清理工具 |
| --- | --- | --- |
| (1) 敷贴药物；<br>(2) 固定用具 | (1) 75%酒精、0.5%碘伏、消毒干棉球；<br>(2) 泡镊桶、镊子、弯盘 | 污物桶 |
|  | 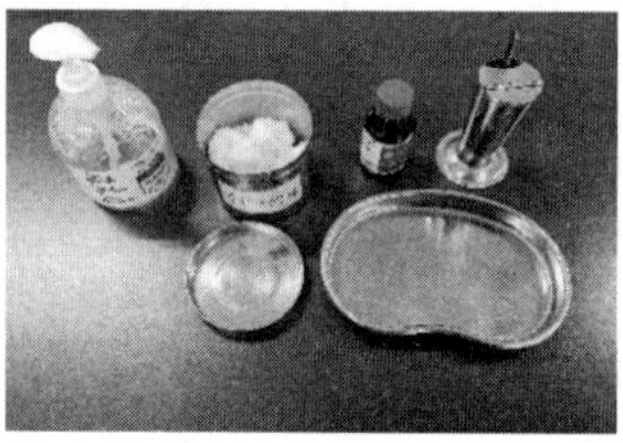 | 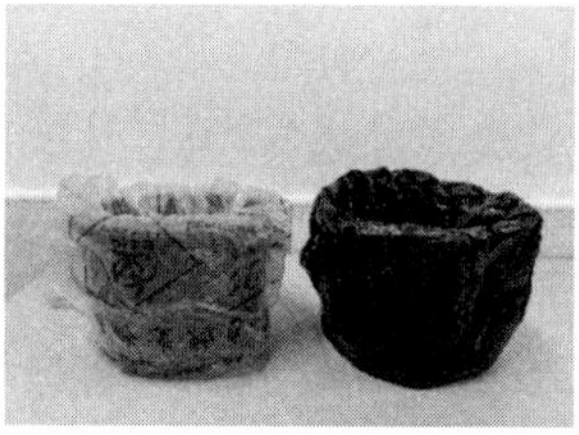 |

## （二）体位准备

1. 体位选择的原则：患者舒适自然，能持久配合；医生能正确取穴，操作方便。

2. 临床常用体位

(1) 卧位

① 仰卧位：适用于取头面、胸腹部及四肢的部分腧穴。仰卧位舒适自然，不易疲劳，宜于持久，是临床上最常选的体位。

② 俯卧位：适用于取头项、后头、腰背、臀部及下肢后面的腧穴。

③ 侧卧位：适用于取侧头、侧胸、侧腹、臀部及四肢外侧等部位的腧穴。

(2) 坐位

① 仰靠坐位：适用于取头面、颈部、胸部及上肢腧穴。

② 俯伏坐位：适用于取头顶、后头、肩背部的腧穴。

③ 侧伏坐位：适用于取侧头部、耳部、颈项部的腧穴。

### （三）术前沟通

1. 告知患者（模特）操作内容及可能出现的感受，消除患者（模特）的紧张心理；告知患者（模特）施术过程中需要配合的事项。

2. 告知患者（模特）如敷贴过程中出现任何不适，须立即告知医生（施术者）。

## 二、施术环节

### （一）选穴处方

1. 选穴方法

(1) 选择病变局部的穴位。

(2) 选用阿是穴。

(3) 选用经验穴。

(4) 神阙、涌泉、气海（丹田）和劳宫为常用穴。

2. 穴位敷贴治疗常见病症临床应用

**表 6-6-3　穴位敷贴临床应用举例**

| 常见病症 | 主要药物 | 敷贴部位 |
| --- | --- | --- |
| 流行性感冒 | 紫苏叶、贯众、薄荷、葱白 | 肚脐 |
| 急性支气管炎 | 川黄连、法半夏、大蒜 | 涌泉 |
| 过敏性哮喘、鼻炎 | 白芥子、延胡索、细辛、甘遂 | 百劳、肺俞、膏肓 |
| 胃脘痛 | 炒栀子、附片、生姜 | 膻中 |
| 胃下垂 | 附子、五倍子、大麻子、细辛 | 百会、涌泉 |
| 慢性结肠炎 | 车前子、丁香、吴茱萸、胡椒、肉桂 | 肚脐 |
| 三叉神经痛 | 穿山甲、厚朴、白芍、乳香、没药 | 肚脐 |
| 面瘫 | 制草乌、生芥子、制马钱子、细辛 | 患侧颊车、下关、太阳等穴 |
| 高血压 | 吴茱萸、槐花、珍珠母 | 涌泉或肚脐 |
| 头痛 | 吴茱萸、川芎、白芷 | 肚脐 |
| 失眠 | 吴茱萸、肉桂 | 涌泉 |
| 水肿 | 地龙、甘遂、猪苓、硼砂 | 肚脐 |
| 癃闭 | 甘遂、甘草 | 肚脐 |
| 肠痈 | 虎杖、生石膏、蒲公英、冰片 | 右下腹疼痛处 |
| 痛经 | 山楂、葛根、甘草、白芍、乳香、没药 | 肚脐 |
| 惊风 | 杏仁、桃仁、栀子 | 劳宫、涌泉 |

### （二）消毒清洁

1. 医者手部消毒

先用清水洗净双手，再用75%的酒精棉球或0.5%的碘伏棉球涂擦消毒。

2. 患者穴区局部消毒

在所选定的穴位皮肤上用75%的酒精棉球或0.5%的碘伏棉球擦拭消毒。擦拭时应从穴位中心向外周作环形消毒。穴位皮肤消毒后，必须避免接触污物，防止重新污染。

### （三）敷贴方法

1. 固定

对于所敷之药，无论是糊剂、膏剂或捣烂的鲜品，均应将其很好地固定，以免移动或脱落，可直接用胶布固定，也可先将纱布或油纸覆盖其上，再用胶布固定。目前有专供穴位敷贴的特制敷料，使用方便。

2. 换药

换药时，可用消毒干棉球蘸温水或各种植物油，或石蜡油轻轻揩去粘在皮肤上的药物，擦干净后再敷药。一般情况下，刺激性小的药物，每隔1～3天换药1次；不需溶剂调和的药物，还可适当延长到5～7天换药1次；刺激性大的药物，应视患者的反应和发泡程度确定敷贴时间，数分钟至数小时不等，如需再敷贴，应待局部皮肤基本恢复正常后再敷药。

## 三、整理环节

### （一）污物处理

1. 剩余的药物妥善放置。
2. 其他使用后的物品统一投放至普通污物桶中。

### （二）健康宣教

1. 注意敷贴区的皮肤反应，微痒感受属正常，不必干预；如有较强刺激或灼痛，及时去除敷贴，以预防皮肤受药物刺激产生发泡、破损而导致感染的发生。
2. 小儿皮肤娇嫩，不宜用刺激性太强的药物，用药时间也不宜太长。
3. 穴位贴药要固定牢，减少活动，以防药物脱落。

## 拓展阅读

支气管哮喘是一种严重危害人类健康的世界性疾病，现已成为全社会的沉重负担。支气管哮喘病程长，反复发作、迁延难愈，近年来发病率呈明显增加趋势。白芥子涂方中白芥子、延胡索为君药，辛温助阳，行气散结。细辛为臣药，辛温宣肺，散寒止痛，温肺化饮。甘遂为佐药，既防辛温太过，又助行气散结。生姜为使药，促进药力，使药至病所。白芥子主要含有多糖、挥发油、脂肪酸、生物碱、黄酮类等。延胡索含有延胡索乙素、延胡索酸酯、小檗碱等。细辛挥发油类含量最大，还富含木脂素类等成分。甘遂含有三萜类、甾体类及有机酸等。生姜中含有多种化学成分，如挥发油等。白芥子穴位敷贴治疗哮喘急性发作，能够显著改善临床症状，提高临床疗效。细辛挥发油可通过紊乱皮肤角质层脂质和蛋白流动性来促进芥子碱的经皮渗透。白芥子涂方穴位敷贴治疗可以促进皮肤组织中髓系树突状细胞发生形变、迁移，并促进抗原的呈递作用，可以激活机体免疫功能，且不良反应少，能发挥调节机体 Th1/Th2 的失衡的作用。

（引自：刘敏，黄鹤归，徐宏峰，等. 白芥子涂方对哮喘治疗中的免疫调节作用研究[J]. 中国医院药学杂志，2024，44(13)：1541－1547.）

（鲁静）

## 实训评价

<table>
<tr><td>小组</td><td colspan="2"></td><td>姓名</td><td></td></tr>
<tr><td>实训项目</td><td colspan="4"></td></tr>
<tr><th>环节</th><th colspan="2">记录</th><th>分值</th><th>得分</th></tr>
<tr><td rowspan="2">准备</td><td colspan="2">(1) 各类物品齐备</td><td>5</td><td></td></tr>
<tr><td colspan="2">(2) 根据所选穴位,准备正确的体位,符合体位选择的原则。能耐心向患者沟通敷贴操作的常见感受,消除患者的紧张心理</td><td>10</td><td></td></tr>
<tr><td rowspan="4">施术</td><td colspan="2">(1) 根据疾病选择合适穴位</td><td>15</td><td></td></tr>
<tr><td colspan="2">(2) 选择 75%的酒精棉球对医者手部擦拭消毒,选择 75%的酒精棉球或 0.5%的碘伏棉球对患者穴区由内向外进行消毒,消毒动作熟练,方向正确</td><td>10</td><td></td></tr>
<tr><td colspan="2">(3) 掌握固定方法和换药步骤,操作熟练,敷贴牢固</td><td>20</td><td></td></tr>
<tr><td colspan="2">(4) 操作中关注患者的皮肤等状况,留观 30 分钟,避免出现过敏等情况,注重人文关怀</td><td>20</td><td></td></tr>
<tr><td rowspan="2">整理</td><td colspan="2">(1) 将药物及其他污物放置在正确的污物桶中</td><td>10</td><td></td></tr>
<tr><td colspan="2">(2) 向患者宣教敷贴后的注意事项</td><td>10</td><td></td></tr>
<tr><td colspan="3">总分</td><td>100</td><td></td></tr>
<tr><td>小组评价</td><td colspan="4"></td></tr>
<tr><td>教师评价</td><td colspan="4"></td></tr>
</table>

我的心得

# 任务七　穴位埋线的操作方法

**学习目标**

1. 知识目标：能够完整列举穴位埋线所需物品，能够针对常见疾病列举埋线腧穴。

2. 能力目标：能够在模型和人体上完成埋线针埋线法。

3. 素质目标：通过埋线操作，培养无菌意识与规范意识，能够在操作中体现人文关怀，培养追求卓越、精益求精的品质。



## 典型任务

对接针灸医师穴位埋线工作任务。

## 实训重难点

1. 实训重点：清点穴位埋线的操作物品、消毒、进行埋线针埋线法和三角针埋线法实操。

2. 实训难点：埋线针埋线法。

## 实训内容

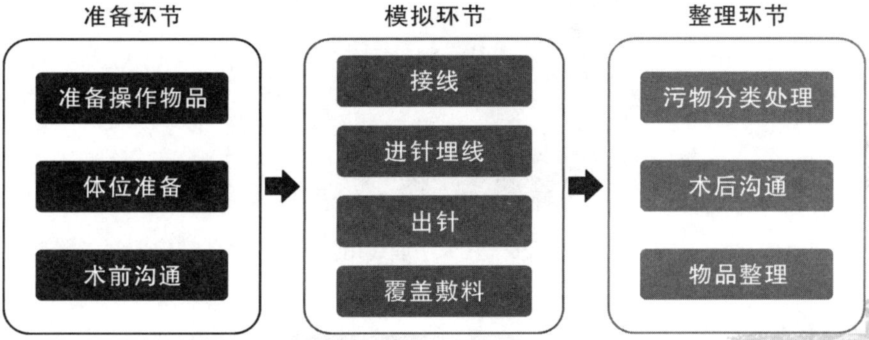


图 6-7-1　工作流程

表 6-7-1 实训内容和对应知识点

| 实训内容 | 对应知识点 |
| --- | --- |
| 明确工作流程 | 程序性知识:临床工作流程 |
| 体位准备 | 陈述性知识:体位准备的原则 |
| 清洁消毒、揣穴 | (1) 技能性知识:无菌操作技能;<br>(2) 职业素养:无菌观念 |
| ▲ 穴位埋线操作:按照接线、进针、埋线、出针、覆盖顺序进行埋线 | 技能性知识:穴位埋线的操作技能 |
| 术前、术后沟通 | 职业素养:仁心仁术、爱患如亲的职业道德 |

▲ 为本次任务技能实训重点。

## 一、准备环节

### 物品准备

1. 埋线用具:埋线针、羊肠线、一次性埋线包。见图 6-7-2。
2. 消毒用具:75%酒精、碘伏、消毒干棉球、泡镊桶、镊子、弯盘。
3. 清理工具:锐器桶、污物桶。

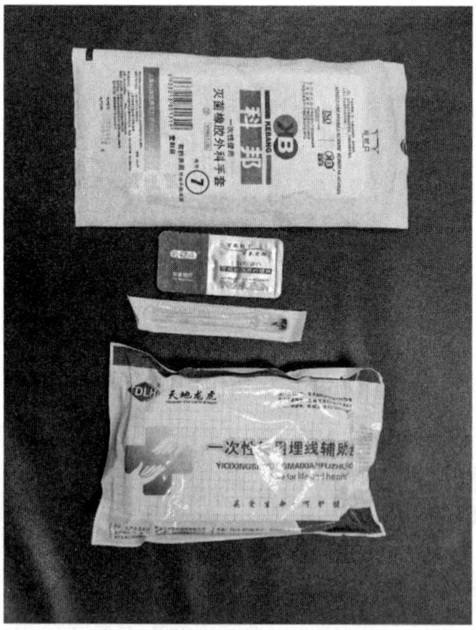

图 6-7-2 埋线用具

## 二、施术环节

埋线针埋线法操作要领如下:

(1) 穿戴无菌手套,镊取 1~3 厘米长度的无菌羊肠线,放置在针管的前端,后接针芯。

(2) 押手拇、食指绷紧或提起进针部位皮肤,右手持针,直刺进针。

(3) 针刺出现针感后，边推针芯，边退针管，将羊肠线埋填在穴位的皮下组织或肌层内。

(4) 常规缓缓出针。

(5) 用消毒纱布或棉球按压针孔片刻，再于针孔处敷盖消毒纱布。

**表 6－7－2　埋线针埋线法操作**

| 操作视频 |
| --- |
| |

## 三、整理环节

整理实训物品，针具投放至利器盒中，其他物品统一投放至普通污物桶中。

（谭代代　王小琴）

## 实训评价

| 小组 | | 姓名 | |
|---|---|---|---|
| 实训项目 | | | |

| 环节 | 记录 | 分值 | 得分 |
|---|---|---|---|
| 准备 | 各类物品齐备 | 5 | |
| 施术 | (1) 正确穿戴无菌手套 | 10 | |
| | (2) 严格对进针部位进行消毒 | 10 | |
| | (3) 接线:镊取 1～3 厘米长度的无菌羊肠线,放置在针管的前端,后接针芯 | 10 | |
| | (4) 进针:押手拇、食指绷紧或提起进针部位皮肤,右手持针,直刺进针。进针流畅,角度正确 | 10 | |
| | (5) 埋线:针刺出现针感后,边推针芯,边退针管,将羊肠线埋填在穴位的皮下组织或肌层内。埋线深度正确 | 20 | |
| | (6) 出针:常规出针,用消毒纱布或棉球按压针孔片刻,再于针孔处敷盖消毒纱布 | 10 | |
| | (7) 操作中注重人文关怀,严格遵循无菌操作规范 | 10 | |
| 整理 | (1) 将针头放置在锐器桶中,其他污物放置在其他污物桶中 | 10 | |
| | (2) 向患者宣教埋线后的注意事项 | 5 | |
| 总分 | | 100 | |
| 小组评价 | | | |
| 教师评价 | | | |

我的心得

# 主要参考文献

[1] 周美启，陈春华. 针法灸法[M]. 北京：人民卫生出版社，2023.
[2] 刘敏，黄鹤归，徐宏峰，等. 白芥子涂方对哮喘治疗中的免疫调节作用研究[J]. 中国医院药学杂志，2024，44(13)：1541－1547.
[3] 荣培晶，张悦，李少源，等. 经皮耳穴迷走神经刺激治疗脑及相关疾病的现状与展望[J]. 世界科学技术——中医药现代化，2019，21(09)：1799－1804.
[4] 侯雨函，杨絮，柴慧，等. 电头针治疗缺血性脑卒中的刺激参数研究概况[J/OL]. 针刺研究，2024，49(09)：979－984.
[5] 陶雅文，席强，郭义，等. 传统电针仪存在的问题及发展方向[J]. 上海针灸杂志，2024，42(04)：415－419.
[6] 傅萍，阙秀琴，吴强. 电针听会、本神穴联合康复训练治疗精神发育迟滞患儿的临床效果[J]. 中国当代医药，2024，31(32)：39－43.
[7] 任善洁，鹿洪秀，苏帆. 不同组织层次穴位注射的作用、机制对比及研究进展[J]. 中国医药导报，2022，19(02)：29－32.
[8] 周瑞，殷红梅，刘春丽. 穴位注射治疗妊娠剧吐疗效观察[J]. 山西中医，2024，40(03)：34－35.